图解 百姓天天养生丛书

健康顺时生活

王洪磊／编著

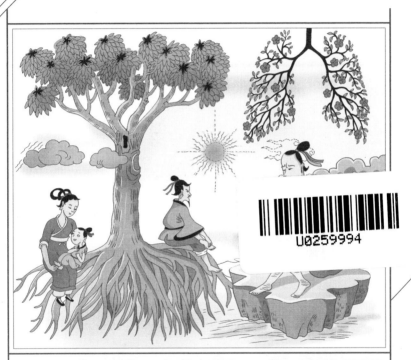

立秋 处暑 白露 篇

养生专家 ✚ 阴阳平衡百病消 ✚ 海量丰富资料，通俗易懂
精校细勘　　512幅手绘精解　　速查全图解

天津出版传媒集团

天津科学技术出版社

图书在版编目（CIP）数据

健康顺时生活. 立秋处暑白露篇 / 王洪磊编著. ——
天津：天津科学技术出版社，2021.5
（图解百姓天天养生丛书）
ISBN 978-7-5576-8962-9

Ⅰ.①健… Ⅱ.①王… Ⅲ.①二十四节气 – 关系 – 养
生（中医）Ⅳ.①R212

中国版本图书馆 CIP 数据核字（2021）第064042号

健康顺时生活. 立秋处暑白露篇
JIANKANG SHUNSHI SHENGHUO LIQIU CHUSHU BAILU PIAN

策划编辑：刘丽燕　张　萍
责任编辑：孟祥刚
责任印制：兰　毅

出　　版：天津出版传媒集团
　　　　　天津科学技术出版

地　　址：天津市西康路 35 号
邮　　编：300051
电　　话：（022）23332490
网　　址：www.tjkjcbs.com.cn
发　　行：新华书店经销
印　　刷：三河市兴国印务有限公司

开本　787×1092　1/16　印张　16　字数 200 000
2021年5月第1版第1次印刷
定价：38.00 元

 # 揭秘二十四节气养生

可喜可贺！2016年11月30日，中国的二十四节气被联合国教科文组织列入人类非物质文化遗产名录，被称为中国的"第五大发明"。二十四节气，蕴含着中国人的伟大智慧，具有很强的文化价值。

"春雨惊春清谷天，夏满芒夏暑相连。秋处露秋寒霜降，冬雪雪冬小大寒。"这是我国古代劳动人民在长期的生产和生活实践中总结出来的二十四节气歌诀。生命如花，人的身体就像是一朵顺应自然而春生夏放、秋谢冬衰的花朵。面对自然衰老，人们无法抗拒。面对各种可能的侵袭，客观来说，也不是每一次、每个人都能幸运躲避的。但是，这并非说人不能有所作为。一个人如果能顺应自然，遵循自然变化的规律，做到起居有常，劳逸结合，使生命过程的节奏随着时间、空间和四时气候的改变而进行调整，就能使其达到健运脾胃，调养后天，延年益寿的目的。

基于此，本书汲取了传统中医名著《黄帝内经》的精髓，从独特新颖的视角指明了二十四节气养生的规律。《黄帝内经》成书于春秋战国时期，是影响中国社会数千年文明历史的医学典籍，倡导"夫四时阴阳者，万物之根本也，所以圣人春夏养阳，秋冬养阴，以从其根，故与万物沉浮于生长之门。逆其根，则伐其本，坏其真矣"。此乃古人对四时调摄之宗旨，告诫人们要顺应四时养生，遵循自然界循序渐进的变化过程，在由内到外的精心保养中，让体质得以增强，让疾病得以预防，让生命得以颐养。

本书从四季调养的角度出发，脉络清晰、内容翔实地解析各个季节的不同气候特点以及易发、多发疾病，从养、治的角度对各个季节特点进行养生总则说明，还涉及经络与穴位养生、中药养生、情志养生、运动养生等方方面面的内容，为你构建一个综合的保健体系。

最后说说我的由衷之言：

其一，本书汲取并融合了传统中医名著《黄帝内经》的精髓，从独特新颖的视角分解了二十四节气养生的规律。

其二，本书以简洁通俗的文字，生动有趣的漫画，将最实用的时令养生精髓跃然纸上，让大众养生学习变得轻松、自如、有趣起来。希望你在袅袅茶香里捧读此书时，它能便捷地激活生命的健康密码！定会让你有所获，有所得。

编　者

2020年8月

第一章

秋三月养肺概要

第二章

立秋节气话养生

图解百姓天天养生丛书

目录

第三章

处暑节气话养生

第四章

白露节气话养生

第五章

按摩导引吐纳

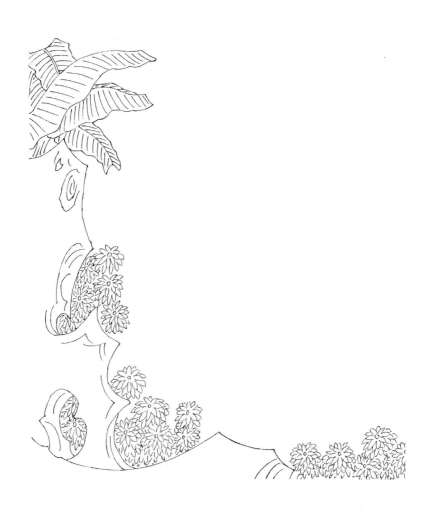

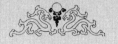

秋三月养肺概要

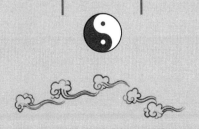

秋季养生要点

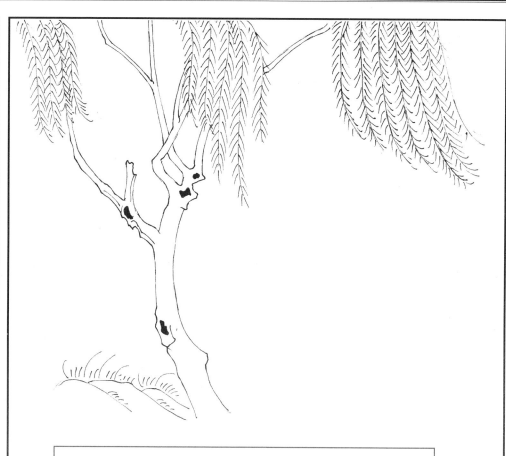

秋季养生，贵在养阴防燥

顺应秋季养生之道

秋季养生，贵在养阴防燥

　　秋季，气温逐渐降低，雨量也慢慢减少，空气湿度相对降低，气候也干燥。秋季应肺，而秋季干燥的气候极易耗损肺阴，从而容易出现皮肤干燥、干咳少痰、便秘等病症，所以秋季养生重在防燥。

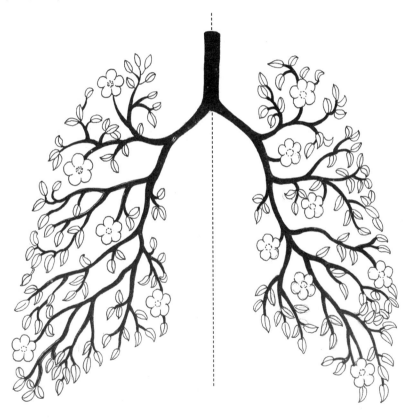

　　秋季气候干燥，很容易伤及肺阴，使人患鼻干、喉痛、咳嗽、胸痛等呼吸疾病，所以饮食应注意养肺。

　　要多吃些滋阴润燥的食物，如银耳、甘蔗、梨、芝麻、藕、菠菜、猪肺、豆浆、鸭蛋、蜂蜜、橄榄等。此外还可适当食用一些药膳，如参麦团鱼、蜂蜜蒸百合、橄榄酸梅汤等。

　　秋季，肺功能偏旺，应少食辛味食品，如韭菜、辣椒、葱、姜、蒜等。以防肺气更旺而伤及肝气。在此基础上要多吃些酸味食物补补肝气，如苹果、葡萄、杠果、柚子、柠檬、山楂等。

顺应秋季养生之道

"秋三月，此谓容平，天气以急，地气以明，早睡早起，与鸡俱兴，使志安宁，以缓秋刑，收敛神气，使秋气平，无外其志，使肺气清，此秋气之应，养收之道也。"

秋天的三个月，可以称为容平之季，万物该开花的开花了，该结果的结果了，平静安定。

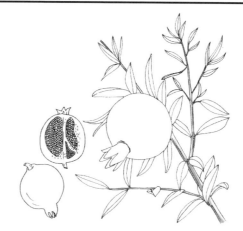

"秋三月，此谓容平。""容平"，容，容纳；平，平静。《黄帝内经》告诉我们，进入秋季，自然界天地之间容纳的是平静。也就是说，秋天降临，要让自己变得平静，才可以被自然界容纳。

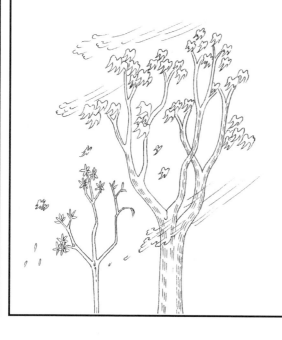

"天气以急，地气以明。"急，紧凑、紧急之意。就是说，天的气场是往回收的，要收紧的。"地气以明"，日月为明，夏季时，日月之气都在天上，天气是往外散的，到了秋天，天的气场往回收，日月之气往下走，到冬天就藏到地下了。而到了秋季，天气刚刚好收到地平线一带，日月之气刚好在地表附近，所以说"地气以明"。

秋天，农作物成熟是收获的季节，自然界在这个季节的主题思想是一个"收"字，那么，天人合一，人类在这个季节应该怎么做呢？

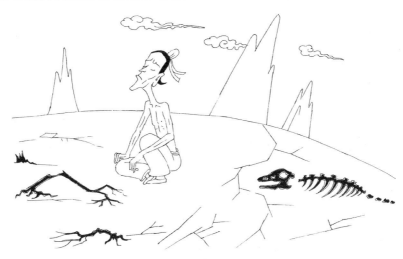

到了秋季，人内心要平静从容，才能被自然容纳。如果内心不平静从容，就会被天地之气，往回收的这股气所压迫束缚，所以圣人告诫我们要"使志安宁，以缓秋刑"。若内心不平静安宁，就会被秋气所"刑"。

"收敛神气，使秋气平，无外其志，使肺气清"，其实说的还是这个问题，志要安宁，不能外放，神要往回收，气要向内敛，这样才可以使秋气平，肺气清，避开自然界的杀气。

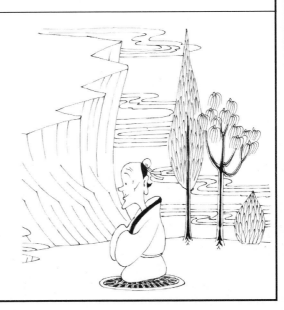

图解百姓天天养生丛书

第一章 秋三月养肺概要

5

知己知彼，方好养肺

图解百姓天天养生丛书

肺的生理特性

肺与形窍志液的关系

肺与心、肝、脾、肾的关系

肺功能自测

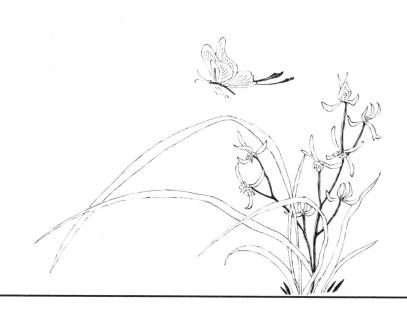

肺的生理特性

肺居高位，为脏腑之华盖，其体清虚。

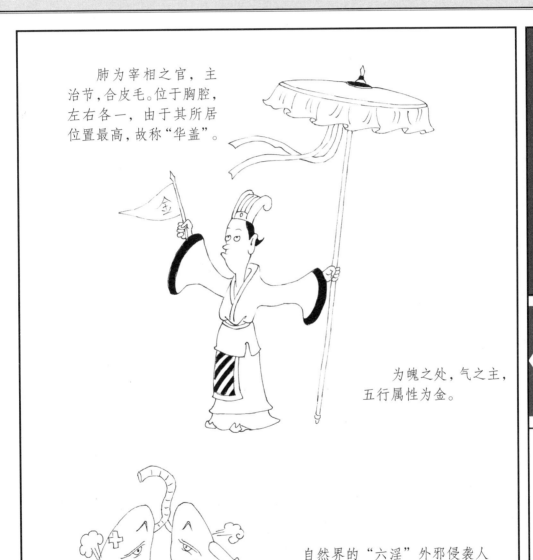

肺为宰相之官，主治节，合皮毛。位于胸腔，左右各一，由于其所居位置最高，故称"华盖"。

为魄之处，气之主，五行属性为金。

自然界的"六淫"外邪侵袭人体，不论从口鼻而入，还是由皮毛侵入，都易犯肺而致病，其他脏腑的寒热邪气，也常传播伤及肺。

主气，司呼吸

肺的主要功能是主气，司呼吸，包括一身之气和呼吸之气。肺主一身之气，首先体现在气的生成，特别是宗气的生成，主要依赖于肺吸入的清气与脾胃运化的水谷精气结合。

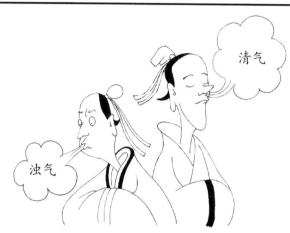

肺从自然界吸入氧气，呼出体内的二氧化碳等废气，完成体内外气体的交换过程。人体气的生成、气血的运行、津液输布等，均赖于肺呼吸运动的均匀协调，如果肺运行不畅会导致多种病理变化。

肺主呼吸 $\begin{cases} 吸清呼浊——宗气生成 \\ 升降出入——气机调节 \end{cases}$ 肺主一身之气

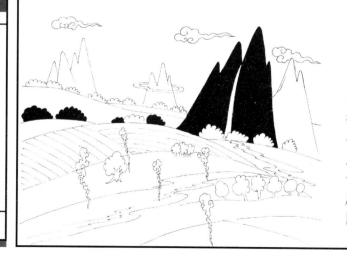

因此肺的呼吸功能正常非常重要。它直接影响着宗气的生成，也影响着全身之气的生成。除此之外，还体现于对周身气机的调节，肺的呼吸即是对气之升降出入的调节。

图解百姓天天养生丛书

健康顺时生活立秋处暑白露篇

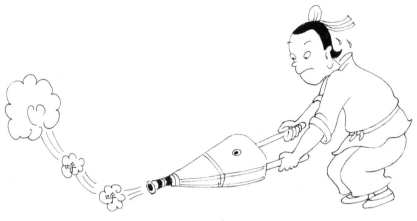

　　肺主呼吸之气：即肺是体内外气体交换的场所，通过肺的吐故纳新，促进气的生成和升降出入。因而肺的呼吸均匀和调，是气的生成和气机调畅的根本条件。

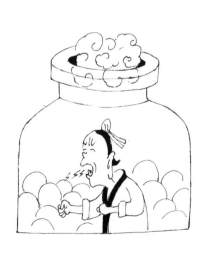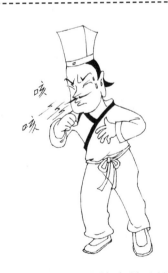

　　气的不足和升降出入运动异常，以及血的运行和津液的输布排泄异常，均可影响到肺的呼吸运动出现呼吸障碍。

气者，人之根本也，养气即是养命

俗话说："人活一口气，佛争一炷香。"意在表明人体之气是人的生命运动的根本和动力。生命活动的维持，必须依靠气。正如《黄帝八十一难经·八难》载："气者，人之根本也。"

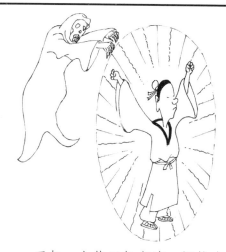

正气。人体正气充沛，抵抗力就强，外物不易侵犯，就很难生病。正气也就指人体的阳气。

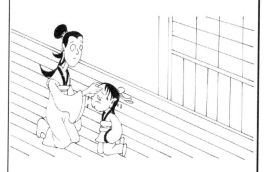

孩子初生时，元气强则身康体健，抵抗力好，生长旺盛。反之，就弱。

元气。元气是从人出生时就存在的，是人体根本的一股气。婴儿元气强弱，很大程度上取决于父母。

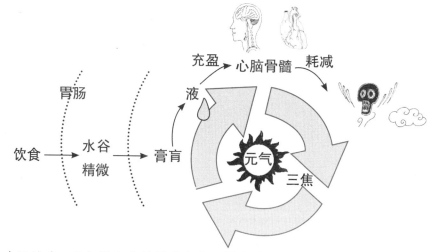

中医认为，元气是人体的根本之气，是生命活动的原动力。元气根于肾，通过三焦进入十二经脉到达五脏六腑，所以三焦也称为"元气别使"。

脾之气，统摄人体
血液，对女子的影响最
大，所以女性一定要养
好自己的"脾气"。

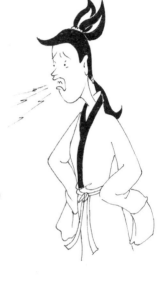

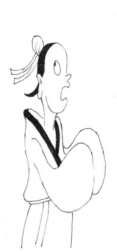

中医角度，中气指的是人体的中焦
脾胃的功能，即消化食物、吸收营养的
功能。而中焦指的是人体的上腹部位，
包括脾胃、肝胆等。所以中气也指脾气。

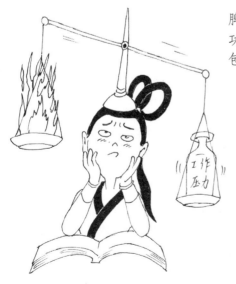

中气：中气泛指中焦脾胃之气，
对食物的消化、身体的营养有重要作
用。因脾胃消化食物产生中气，中气
反过来强健脾胃功能。中气足，脾胃
功能强，外在精神足，中气虚，最直
接的就是消化不良，食欲不振，乃至
腹胀腹痛、气短乏力等。

五脏之气：五脏即"心、肝、脾、肺、肾"，每一脏皆有自身之气，是为脏气。脏气负责五脏功能的调节，五脏的功能又牵连全身，有多重要不消多说。所以脏气如果匮乏，那么人体的运动、呼吸、消化等系统都必然会紊乱失调。

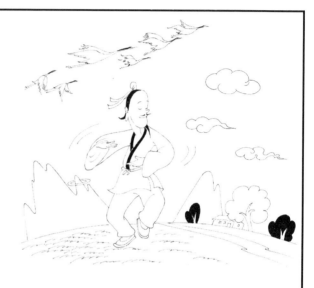

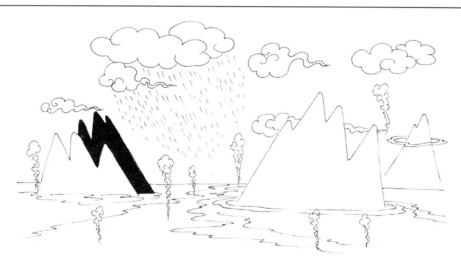

要认识"气"，首先我们应当明白，气不是虚无缥缈的说法，而是对维持人体机能的一种称呼，气被分为许多种类，它与我们的身体和生活息息相关。

气机失调对身体的影响

  许多疾病的发生都是和气的变化有关。暴怒则气上逆，大喜则气弛缓，过悲则气消散，突然惊恐则气下陷，逢寒则气收聚，遇热则气外泄，突惊则气机紊乱，劳累过度则气耗散，久思则气郁结。

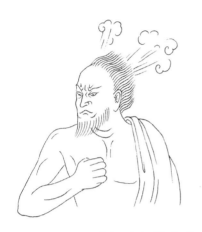

气机上逆。暴怒时气机上逆，严重者会呕血及泻下没有消化的食物。

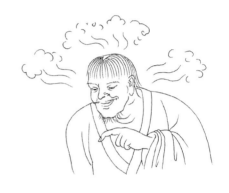

气缓。喜则营卫之气运行通畅，但过喜可使心气涣散。

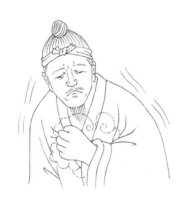

气消。过悲则心系拘急，肺叶举，上焦不通，营卫之气不散，热留于内而正气耗于外。

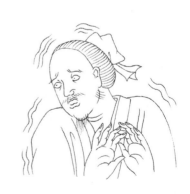

气下。大恐伤肾，肾精受损。上闭塞不通，下气无法上行，致使下部胀满。

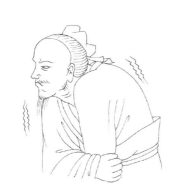

气收、气泄。大惊则心无依附，心神无归宿，心中疑虑不定。

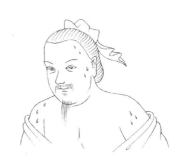

气乱。逢寒则肌肤腠理闭塞，营卫之气不能畅流，是为气收；受热则汗孔开，营卫之气随汗液而出，是为气泄。

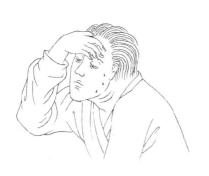

气耗。过劳则气喘出汗，耗损体内和体表之气。

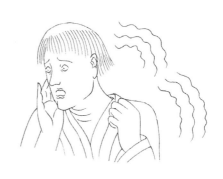

气结。久思则心气凝聚，心神归于一处，正气郁滞而运行不畅。

中医教你如何补气、养气

　　中医强调的以气养生，是养生之道的一个重要方面，概括为以下几个方面的内容。

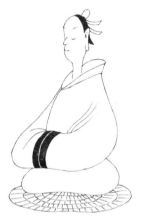

　　元气为生命之本。人活在世不可奢求，否则会气阻伤身。人应求其所能求，舍其所不能求，心安自得而培养元气。

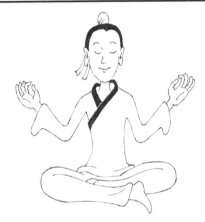

　　每天保持大脑安静半小时，可使全身肌肉容易放松，气血畅通，达到"心静神安、老而不衰"的境界。

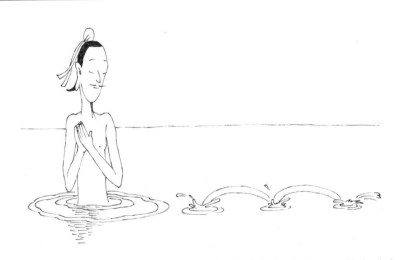

　　心平气和平衡阴阳。中医学认为，怒气过盛伤肺充血，暴喜过度气血涣散，思虑太甚弱脾胃。心平气和可平衡阴阳，调和六脉，祛病延年。

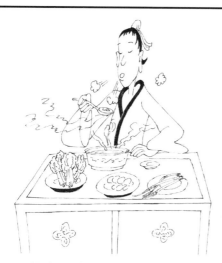

饮食有节宽胃养气。人类依靠肠胃以消化和吸收营养，宽胃养气十分重要。饮食无节，烟酒无度，会使胃气不足，气血虚衰。

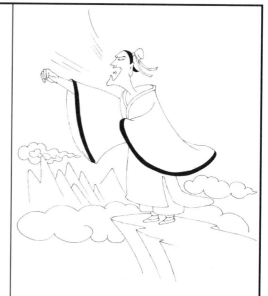

长啸舒气更益肺。长啸时对鼻、喉、胸、腹起按摩和刺激作用。

饭后茶余，闲庭信步。此时低吟自己喜欢的诗词，或哼唱小调，可舒畅心情，排除杂念，达到物我两忘的境界。

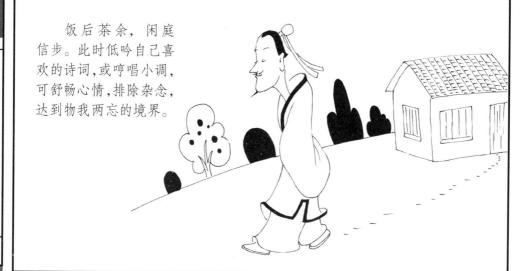

欲养生，先养气

　　当人体内的气受到损伤，或是先天不足时，就需要外力加以补足。最直接最有效的当属经络能量补充。经络生物能量相当于冬天的太阳，能够通过穴位直接进入人体。

　　中医常说"百病生于气"，气为什么如此重要呢？中华传统中医讲的"气"是构成和维持人体生命活动的基本元素，脏腑之气的升降出入贯穿着人的整个生命过程，气的生成和运行异常都会导致疾病。

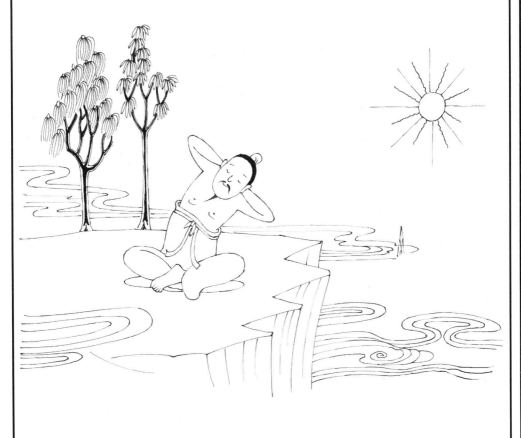

　　"气"是一个很形象的字，气足者，必神定相旺，质气不凡。平日里要注重养好体内之气,让心情时常保持愉悦,求得真实底"气"。

开四关养肝气：合谷穴，属于手阳明大肠经，大肠经与足阳明胃经相接，按摩合谷能平肝阳，安和脏腑，通经活络等功效。太冲穴，为肝经的原穴，原穴的含义有发源、原动力的意思，也就是说，肝脏所表现的个性和功能都可以从太冲穴找到形质。

温肾俞养肾气：肾俞穴，具有益肾助阳、强腰利水的功效。

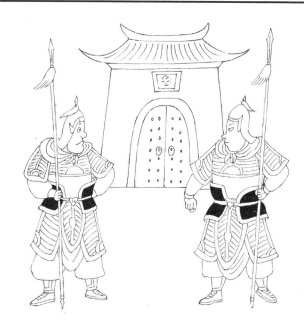

合谷、太冲两穴位于手足岐骨间，犹如把关之将士，故名四关。具有平肝阳，调气血，通经络之功效。

开四关养肝气

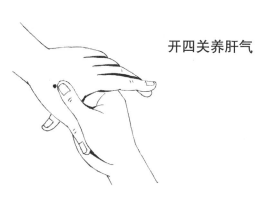

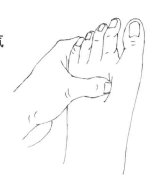

合谷位于手背，第1、2掌骨间，第2掌骨桡侧的中点处。

太冲位于足背，第1、2跖骨结合部前方凹陷中。

摩中脘养胃气：中脘穴是胃的募穴，常摩中脘具有理气和中、行气除胀、降逆止呕等作用。

灸肺俞养肺气：肺俞穴为足太阳经背部的腧穴，俞同输，因其内应肺脏，是肺气转输、输注之处，为治疗肺脏疾病的重要腧穴，故名肺俞。

点劳宫养心气：经常按压手心劳宫穴，有强壮心脏的作用。

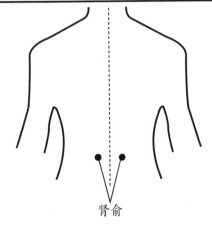

用大拇指指腹按压在肾俞穴的位置，依顺时针方向进行旋转按揉，每次按揉5~10分钟，直至出现酸胀感，且腰部微微发热。

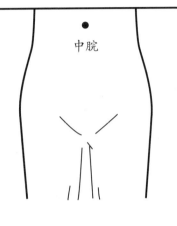

用掌心或掌根按揉中脘穴。中医讲顺时针为补、逆时针为泄，一般是指肚脐周围，此处不必考虑顺逆补泄。

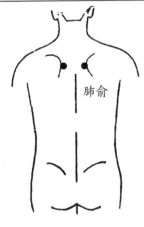

肺俞穴在第3胸椎棘突下旁开1.5寸。常灸肺俞，具有补肺卫之气的作用。

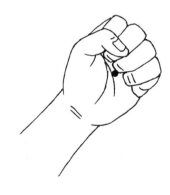

劳宫穴，属手厥阴心包经穴，为心包经之"荥穴"。配五行属火，火为木子。所以，取劳宫穴治疗可清心热，泻肝火。

揉阴陵泉养脾气：阴陵泉穴为足太阴脾经之合穴，五行属水。穴名意指脾经地部流行的经水及脾土物质混合物在本穴聚合堆积。

擦膻中养中气：膻，羊臊气或羊腹内的膏脂也，此指穴内气血为吸热后的热燥之气。中，与外相对，指穴内。膻中名意指任脉之气在此吸热胀散。

热关元养元气：关元穴归属"任脉"，有培肾固本、调节回阳的作用。

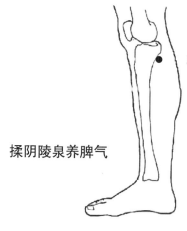

揉阴陵泉养脾气

阴陵泉

《灵枢·九针十二原》载："疾高而内者，取阴之陵泉。"本穴在膝之内侧，胫骨上端，踝突下，凹陷中。喻犹阴侧陵下之深泉也。因简称"阴陵泉"。

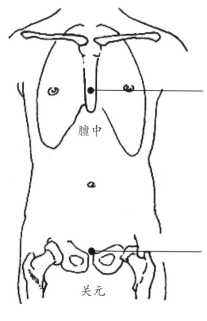

膻中

关元

擦膻中养中气

在胸部，前正中线上，平第四肋间隙两乳头连线的中点。

膻中：《灵枢·胀论》说："膻中者，君主之宫城也。"本穴内应心包外围，代心布命，居于胸膜之中，故名之。系心包络之募穴。

在下腹部，前正中线上，当脐中下3寸。

热关元养元气

肺主宣发和肃降

即是指宣发和布散，也就是指肺气向上的升宣和向外周的布散。"肃降"，清肃、洁净和下降之意，也就是肺气向下的通降和呼吸道保持洁净的作用。

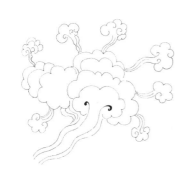

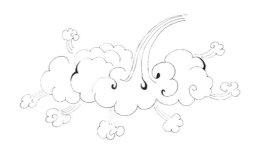

肺气升宣，布散。

肺气清肃、下降。

肺的这一作用主要体现于三个方面：一是通过肺的气化，排泄体内的浊气。二是将脾所转输的津液和水谷精微，输送到全身，外达皮毛。

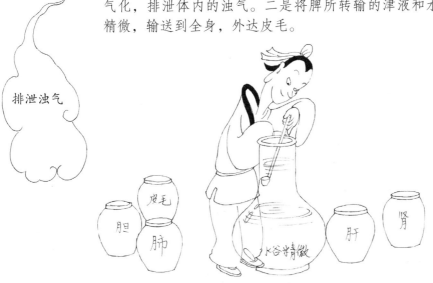

排泄浊气

皮毛

胆

肺

水谷精微

肝

肾

三是宣发卫气，调节腠理之开合，将代谢后的津液化为汗液，排出体外。因此，肺失于宣散，即会出现呼气不利、胸闷、咳嗽，以及鼻塞喷嚏和无汗等症状。

通调水道

通调水道：通，疏通；调，调节；水道，则是指水液运行和排泄的道路。

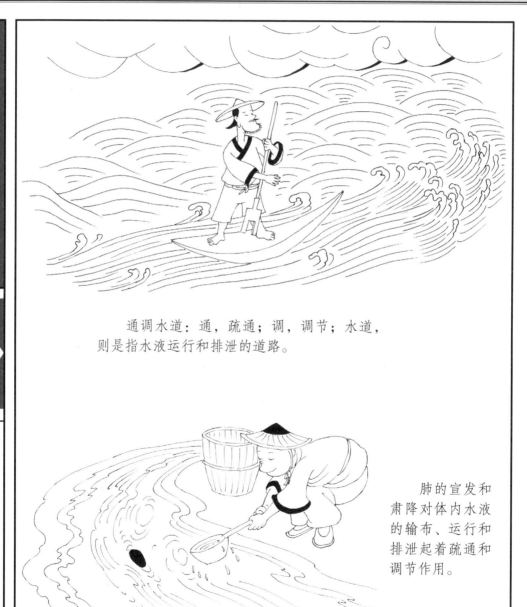

通调水道：通，疏通；调，调节；水道，则是指水液运行和排泄的道路。

肺的宣发和肃降对体内水液的输布、运行和排泄起着疏通和调节作用。

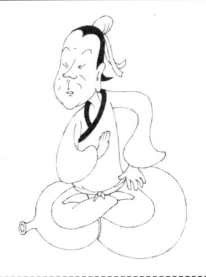

肺的宣发，不但将津液和水谷精微宣发至全身，而且主司腠理的开合，调节汗液的排泄。

经肾和膀胱的气化作用，生成尿液而排出体外，这就是肺在通调水道的作用，如果这一作用减退就可发生水液停聚而生痰成饮甚则发生水肿。

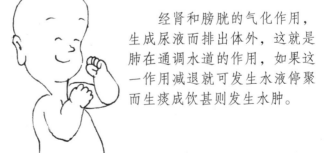

肺主肃降，不但将吸入之精气纳于肾，而且也将体内的水液不断向下输送，从而成为尿液生成之源。

肺朝百脉、主治节

朝，聚会之意；肺朝百脉，即指全身的血液，都通过经脉而聚会于肺，通过其呼吸进行气体的交换，然后输布至全身。治节，即治理和调节。

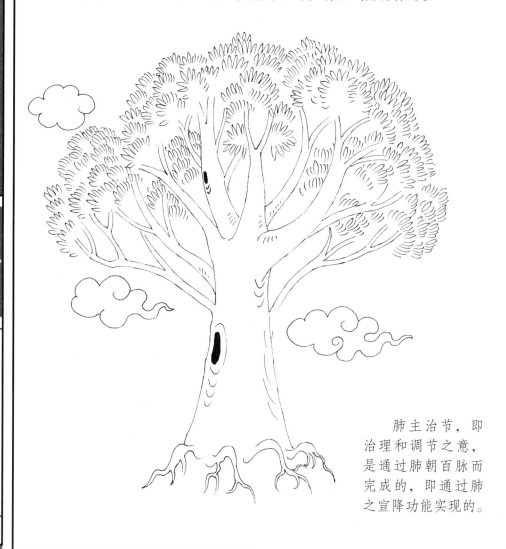

肺朝百脉，指全身的血液，通过经脉而聚会于肺，通过肺的呼吸，吐故纳新，升清降浊，进行体内外清浊气体交换，然后又通过肺气的宣降作用，将清气通过心脏百脉宣发输布全身，将浊气肃降体外。

肺主治节，即治理和调节之意，是通过肺朝百脉而完成的，即通过肺之宣降功能实现的。

肺与形窍志液的关系

肺在体合皮，其华在毛

水谷精微 ⟶ 卫气 —肺气宣发→ **护卫肌表**
温养脏腑肌肉皮毛
调节控制腠理开合

皮毛，包括皮肤、汗腺、毫毛等组织，为一身之表，是抵御外邪侵袭的屏障。

同时，皮毛要依赖于卫气和津液的温养和润泽。

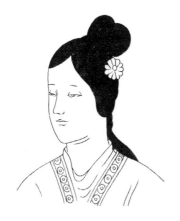

肺主气属卫，具有宣发卫气，输精于皮毛等功能，通常情况下，皮毛致密、毫毛光泽，则抗外邪能力较强。

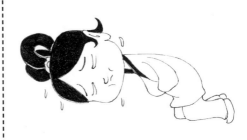

反之，肺气亏虚，宣发卫气和输精于皮毛的功能下降，则卫气不固，则会出现多汗且易感冒，或皮毛焦枯等现象。

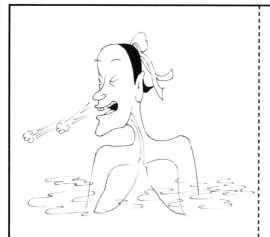

因肺与皮毛相合，故当外邪入侵皮毛时，则腠理闭塞，卫气郁滞，从而也会使肺气不宣的功能下降。

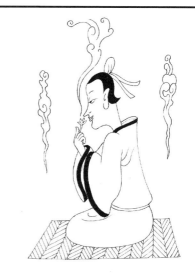

同时，皮毛要依赖于卫气和津液的温养和润泽。

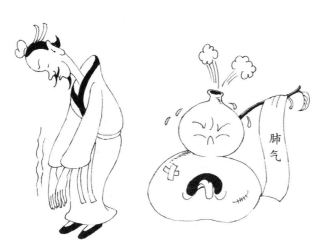

中医学将汗孔称为"气门"。即汗孔不仅是由津液所化之汗液，实际也会随着肺气的宣散和肃降，进行体内外的气机交换，对宣发肺气有很大的作用。

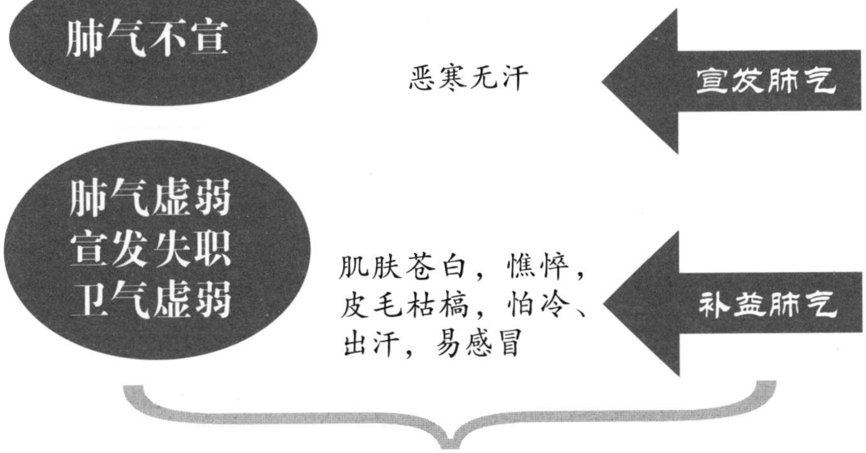

肺气不宣

恶寒无汗 ← 宣发肺气

肺气虚弱
宣发失职
卫气虚弱

肌肤苍白，憔悴，
皮毛枯槁，怕冷、
出汗，易感冒 ← 补益肺气

"肺主气，属卫""症虽在卫，法宜治肺"。如肺气不宣，则恶寒无汗，治则宜宣发肺气。

肺气虚弱，宣发失职，卫气虚弱，治则宜补肺益气。

肺开窍于鼻

　　《黄帝内经》指出，"肺气通于鼻，肺和则鼻能知香臭矣。"肺主一身之气，掌管呼吸。鼻作为气体出入的通道，与肺直接相连。因此，鼻的通气和嗅觉必须依赖肺气。

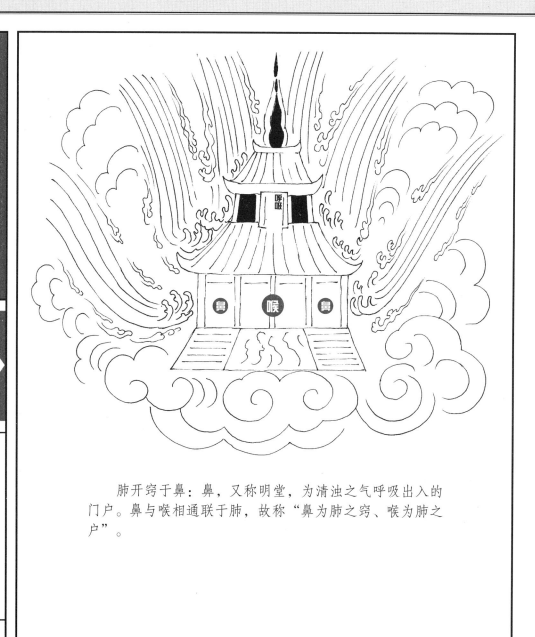

　　肺开窍于鼻：鼻，又称明堂，为清浊之气呼吸出入的门户。鼻与喉相通联于肺，故称"鼻为肺之窍、喉为肺之户"。

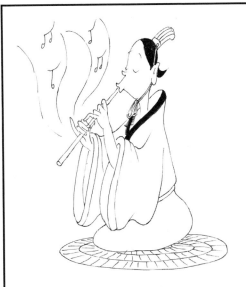

鼻主通气和嗅觉，协助发音，故肺气和，则有利呼吸，嗅觉灵敏，声音得彰。

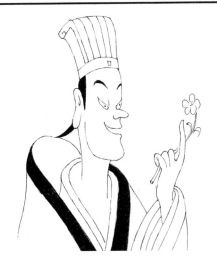

外邪入侵，常先从皮毛而入肺。邪气犯肺，肺气失宣，则鼻功能失常，则会出现鼻塞，流涕，不闻香臭，或鼻衄。

外邪入侵，多从口鼻而入肺。如"温邪上受，首先犯肺"，则会出现发热，口渴，咳嗽，痰黄，鼻翼翕动等。

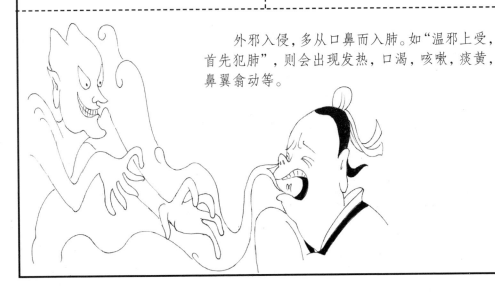

肺在志为悲

《素问·阴阳应象大论》载："在脏为肺……在志为忧"，《素问·宣明五气篇》载："精气……并于肺则悲"。

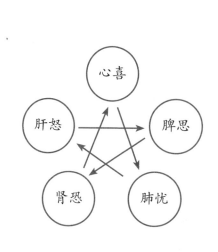
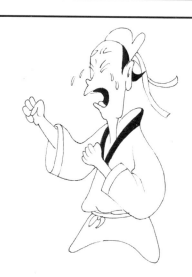

忧和悲的情志虽有所不同，但它们对于人的生理活动的影响是大致相同的，因而二者皆属肺志。

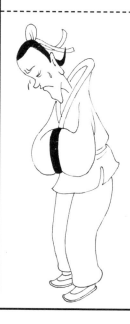

不论是悲，还是忧，二者都属于非良性刺激的情绪反映，它们对人的主要影响就是使气不断地耗损，故而会出现情绪消沉、少气懒言、肢体乏力等证。正如《素问·举痛论》载："悲则心系急，肺布叶举，而上焦不通，营气不散，热气在中，故气消矣。"

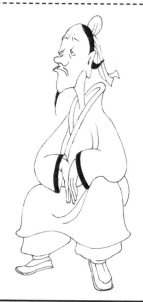

肺在液为涕

《素问·宣明五气篇》所载："五脏化液……肺为涕。"涕，这里指鼻涕。是由鼻黏膜分泌的液体，有润泽鼻窍、洁净鼻腔的作用。因肺开窍于鼻，故称涕为肺液。

在生理情况下，肺气和利，则鼻涕的质和量正常，润泽鼻腔而不外流。

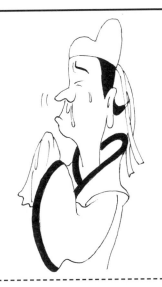

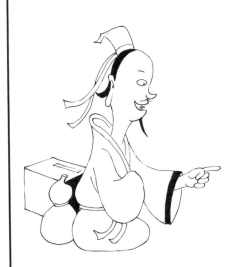

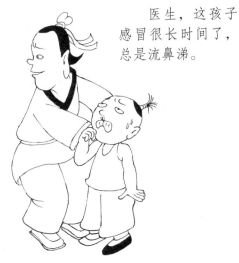

医生，这孩子感冒很长时间了，总是流鼻涕。

在病理情况下，肺的病变常导致鼻涕质、量、味的变化。若肺寒，则鼻流清涕；肺热，则流黄浊涕；肺燥，则鼻窍干燥；内热熏肺，则鼻涕黄浊，甚则涕下腥臭，日久不愈等。故临床对鼻涕的病变，可从肺论治。

肺与心、肝、脾、肾的关系

肺与心：气和血相互依存、相互为用

中医学认为，心主行血，肺主气而司呼吸。所以心与肺的关系，实际上是气和血相互依存、相互作用的关系。

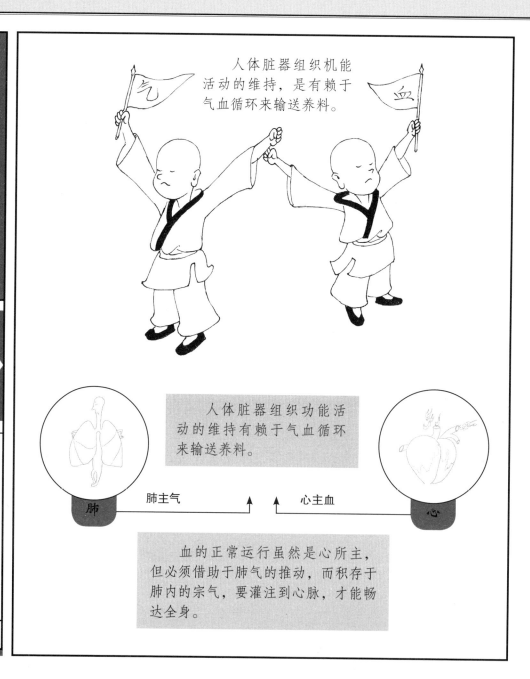

人体脏器组织机能活动的维持，是有赖于气血循环来输送养料。

人体脏器组织功能活动的维持有赖于气血循环来输送养料。

肺　肺主气　心主血　心

血的正常运行虽然是心所主，但必须借助于肺气的推动，而积存于肺内的宗气，要灌注到心脉，才能畅达全身。

肺与脾：气的生成和津液的输布代谢

　　肺主气，脾益气；肺为水之上源，脾主运化水湿，所以肺与脾的关系主要表现在气和水两个方面。

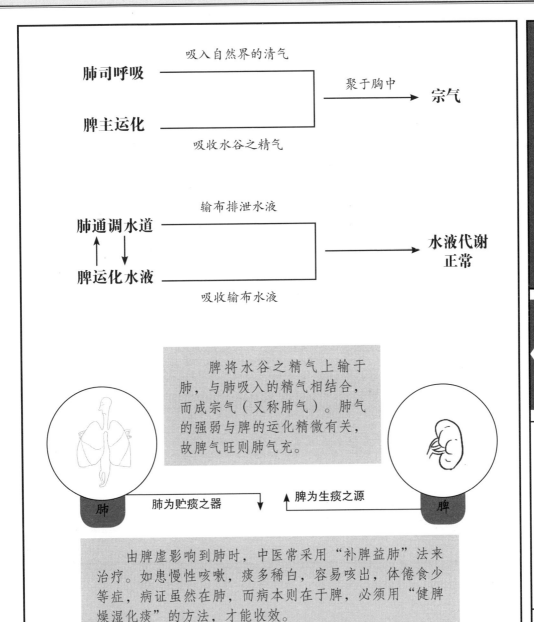

肺司呼吸 —— 吸入自然界的清气

脾主运化 —— 吸收水谷之精气

聚于胸中 → 宗气

肺通调水道 —— 输布排泄水液

脾运化水液 —— 吸收输布水液

水液代谢正常

　　脾将水谷之精气上输于肺，与肺吸入的精气相结合，而成宗气（又称肺气）。肺气的强弱与脾的运化精微有关，故脾气旺则肺气充。

肺

肺为贮痰之器

脾为生痰之源

脾

　　由脾虚影响到肺时，中医常采用"补脾益肺"法来治疗。如患慢性咳嗽，痰多稀白，容易咳出，体倦食少等症，病证虽然在肺，而病本则在于脾，必须用"健脾燥湿化痰"的方法，才能收效。

肺与肝：肝升肺降，相辅相成

　　肺与肝的相互关系，主要表现在气机的升降方面。在生理上，肺位于膈上，主肃降应秋气，其气以下降为顺；肝位于下焦，主升发，应春气，其气以上升为顺。肝升肺降，相辅相成，维持人体气机的调畅，即"肝升于左，肺降于右"。

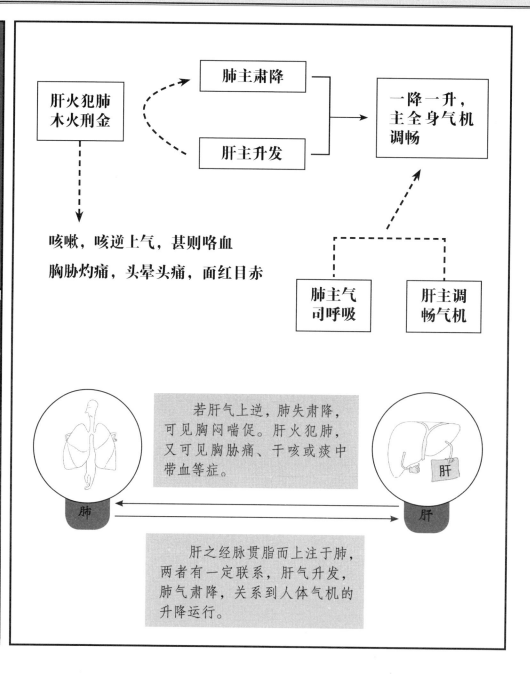

肺与肾：肺为水之上源，肾为主水之脏

　　肺为水之上源，肾为主水之脏；肺主呼吸，肾主纳气。依此表明，肺与肾两者间的关系主要体现在呼吸和水液代谢两个方面。

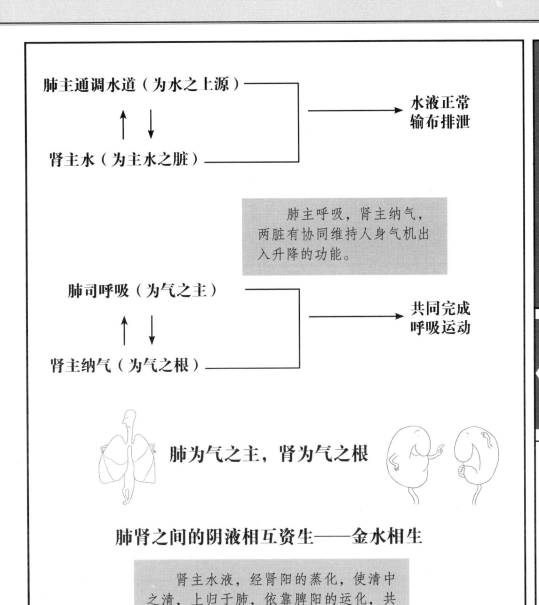

肺主通调水道（为水之上源）

肾主水（为主水之脏）

水液正常
输布排泄

　　肺主呼吸，肾主纳气，两脏有协同维持人身气机出入升降的功能。

肺司呼吸（为气之主）

肾主纳气（为气之根）

共同完成
呼吸运动

肺为气之主，肾为气之根

肺肾之间的阴液相互资生——金水相生

　　肾主水液，经肾阳的蒸化，使清中之清，上归于肺，依靠脾阳的运化，共同完成水液代谢的功能。

肺与大肠：互为表里，人体气机和水谷运转的关系

　　在人体十二经脉和脏腑的相互联系中，肺与大肠是一对配偶，一阴一阳，一表一里互相交合，联系极为密切。

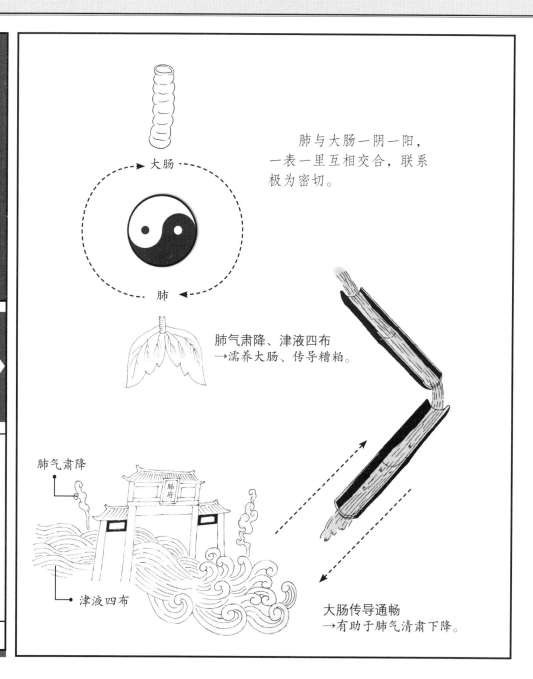

肺与大肠一阴一阳，一表一里互相交合，联系极为密切。

大肠

肺

肺气肃降、津液四布
→濡养大肠、传导糟粕。

肺气肃降

肺府

津液四布

大肠传导通畅
→有助于肺气清肃下降。

肺热壅盛、津液不能下达

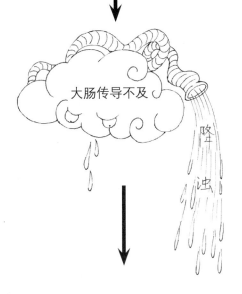

大肠传导不及

降浊

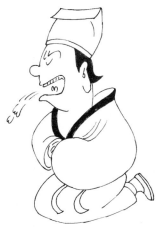

肺热壅盛、津液不能下达，大肠传导不及
→感冒、发热、上火等症状，有的患者会出现咽喉和牙齿疼痛，有的患者会出现腹胀、腹泻、便秘、上肢不遂等症状。

肺功能自测

　　平时在生活中，我们也可以简单地进行肺功能自测。医学专家表明："肺功能会随着年龄增长而增强，25岁左右达到顶峰，此后便会逐年下降。"而吸入与呼出的空气量，则是显示肺功能好坏的晴雨表。

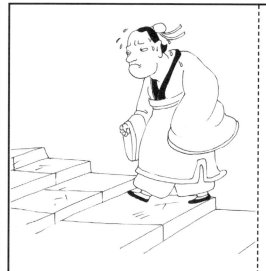

爬楼梯法。用不紧不慢的速度一口气登上三楼，不感到明显气急与胸闷，说明心肺功能良好。

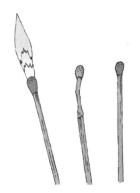

吹火柴法。点燃一根火柴，如果距离嘴15厘米吹不灭，说明肺功能有问题；距离5厘米还吹不灭，说明肺功能很差。

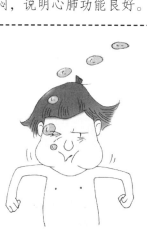

憋气法。深吸气后憋气，能憋气达30秒表示心肺功能很好，能憋气达20秒以上者也不错。

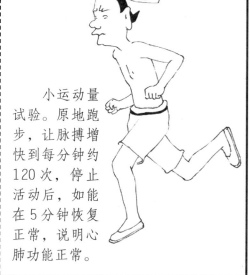

小运动量试验。原地跑步，让脉搏增快到每分钟约120次，停止活动后，如能在5分钟恢复正常，说明心肺功能正常。

肺病的中医辨证

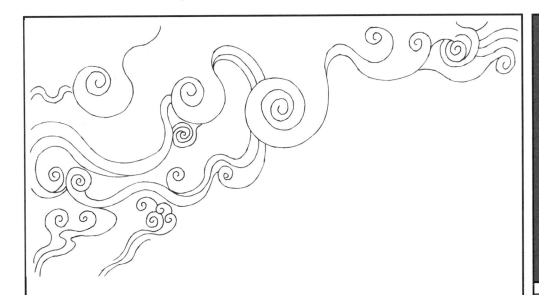

风寒束肺	热邪壅肺
痰浊阻肺	燥邪伤肺
肺阴虚	肺气虚

风寒束肺

此证多由外感风寒侵袭肺系所致。其具体病症有：咳嗽气喘、痰稀色白、鼻塞、流清涕、口不渴，苔薄白、脉浮紧等。

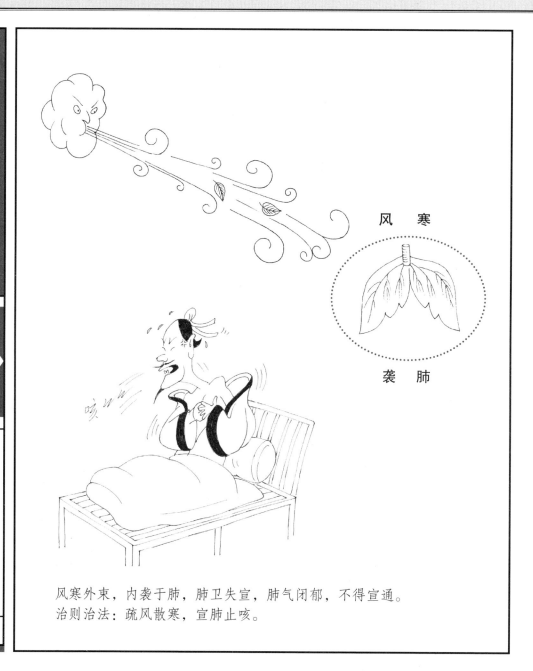

风　寒

袭肺

风寒外束，内袭于肺，肺卫失宣，肺气闭郁，不得宣通。
治则治法：疏风散寒，宣肺止咳。

外感风寒  风寒束肺

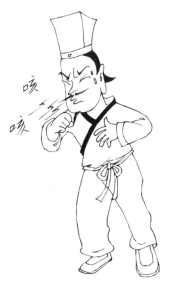

咳嗽气喘、痰稀色白

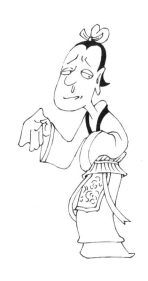

鼻塞流清涕、口不渴

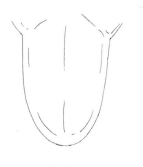

苔薄白

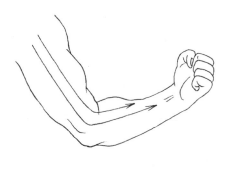

脉浮紧

图解百姓天天养生丛书

第一章 秋三月养肺概要

41

热邪壅肺

　　因外感温热之邪或外感风寒，郁而化热，或热盛肉腐成脓所致。其具体病症如下：恶寒发热、头痛，咳嗽喘促、黏稠黄痰、咽痛口渴，脉浮或滑数，胸痛等。

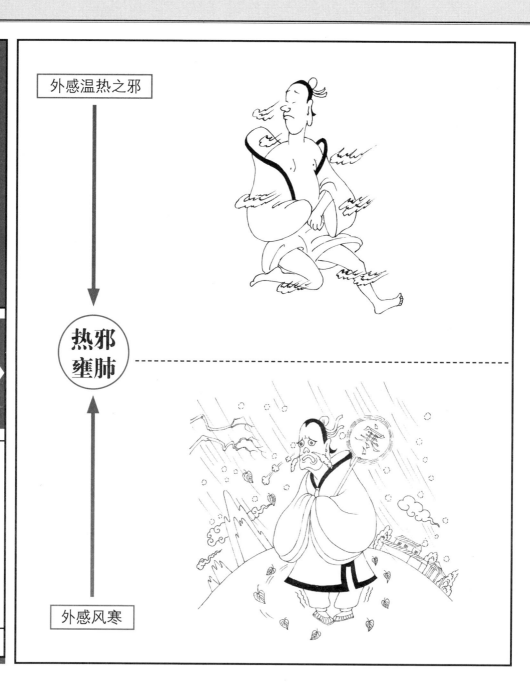

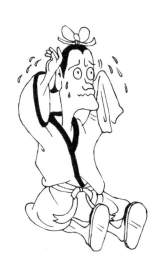

恶寒发热、头痛

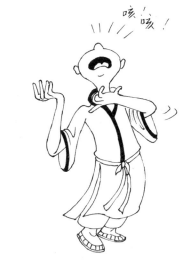

咳嗽喘促、黏稠黄痰、咽痛口渴

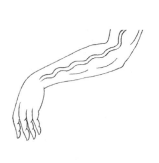

脉浮或滑数

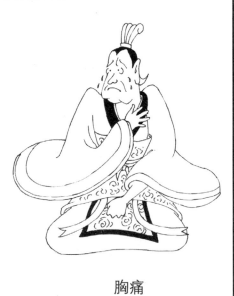

胸痛

痰浊阻肺

中医认为，此证系因长期咳嗽，或感受风寒湿邪，致肺失宣降，肺津停聚为痰湿所致。其具体病症有：舌苔白腻、咳嗽痰多且黏稠、气短或气喘、胸部满闷等。

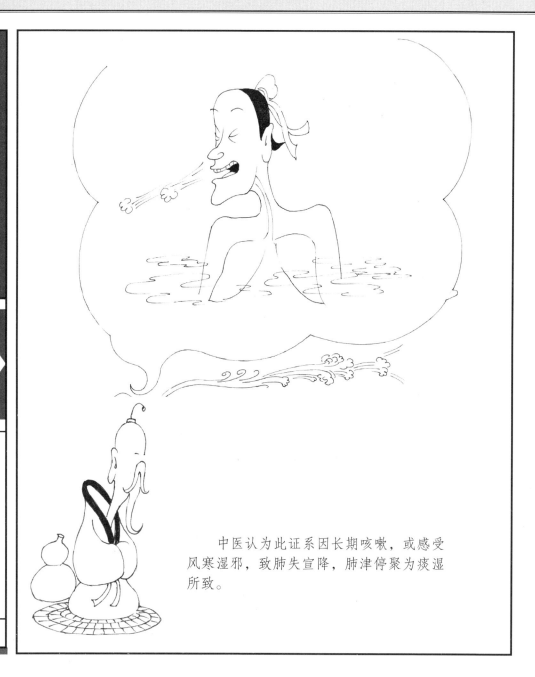

中医认为此证系因长期咳嗽，或感受风寒湿邪，致肺失宣降，肺津停聚为痰湿所致。

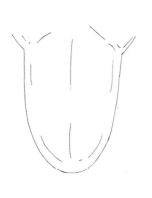

舌苔白腻

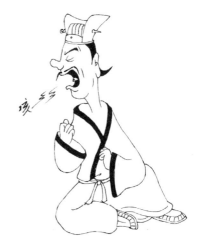

咳嗽痰多且黏稠

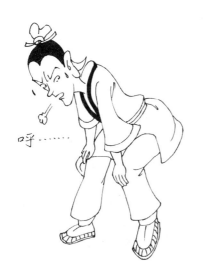

气短或气喘

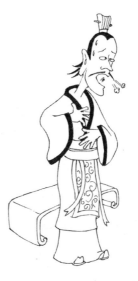

胸部满闷

燥邪伤肺

　　中医认为本证由燥邪伤肺，津液受伤，导致出现干咳无痰、痰少而黏、口鼻舌干燥等少津的表现。

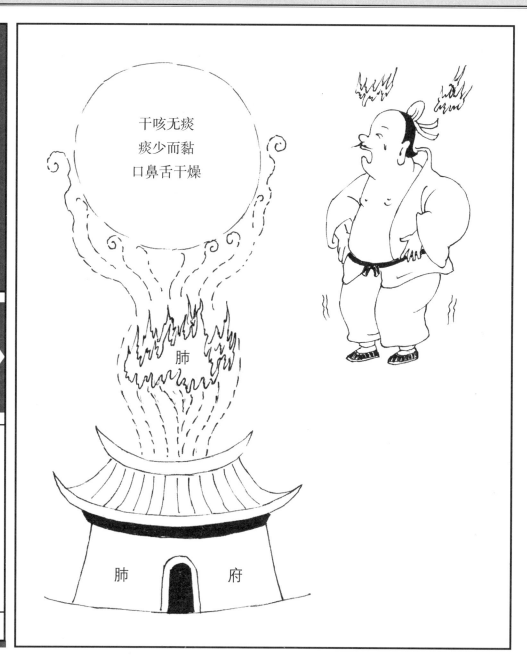

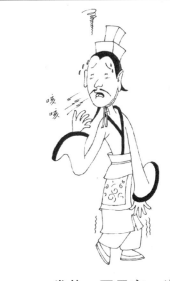

发热、恶风寒、头痛

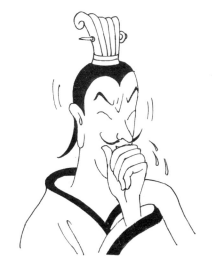

干咳少痰、舌干、苔薄少津

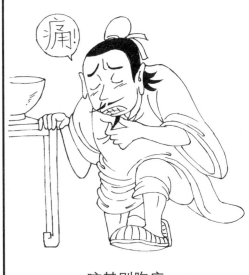

咳甚则胸痛

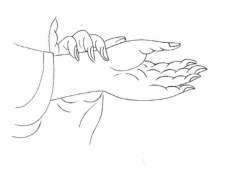

脉细数

肺阴虚

　　中医学认为，本证多因劳损所伤，或因久咳耗伤肺阴所致。因肺的阴津不足，失其清润肃降之机和热伤肺络，从而会出现呼吸系统的病症。

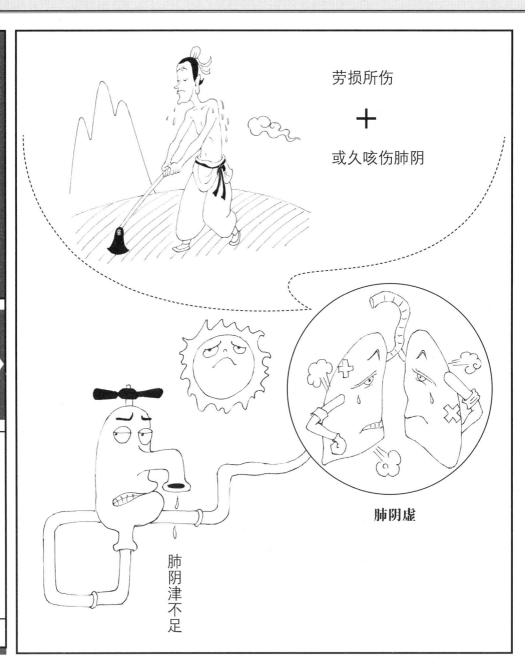

劳损所伤

＋

或久咳伤肺阴

肺阴虚

肺阴津不足

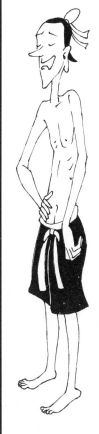

形体消瘦

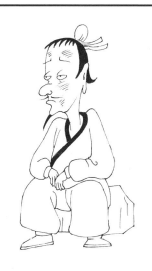

潮热盗汗、午后颧红

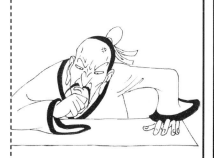

干咳无痰、痰少且稠有时带血

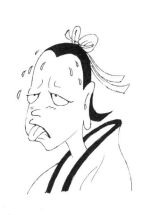

舌质嫩红、无苔少津、咽干音哑

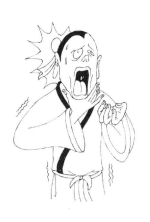

手足心热

肺气虚

　　本证多因久咳久喘耗伤肺气，或因气之化生不足，以致其主气的功能减弱所致。由于肺的呼吸运动是由宗气来推动的，宗气不足，推动心脉无力则出现倦怠无力，面色苍白，脉虚弱。

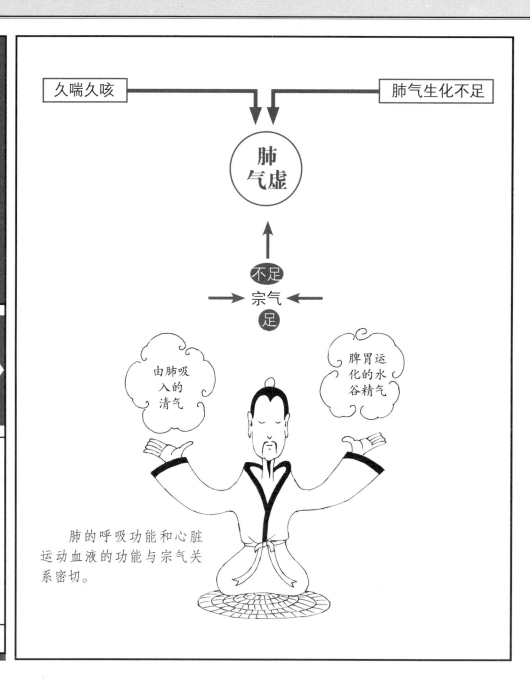

久喘久咳　　　　　　　　　　　　　　肺气生化不足

肺气虚

不足
宗气
足

由肺吸入的清气

脾胃运化的水谷精气

　　肺的呼吸功能和心脏运动血液的功能与宗气关系密切。

肺气虚亏，胸廓呼吸运动变小，则有呼吸气短，声音低怯，"肺气主降"，肺气不足则上逆，而出现面色苍白、神疲气少、声音低微、咳嗽无力、动则气短、痰多清稀，舌质淡、苔薄白，自汗怕冷、脉虚弱等病症。

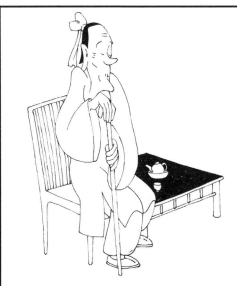

面色苍白、神疲气少、声音低微

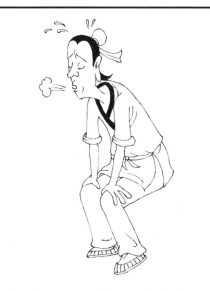

咳嗽无力、动则气短、痰多清稀

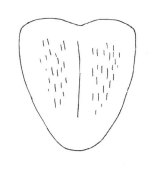

舌质淡、苔薄白

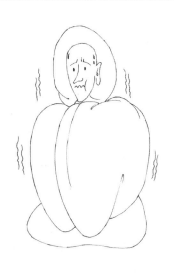

自汗怕冷、脉虚弱

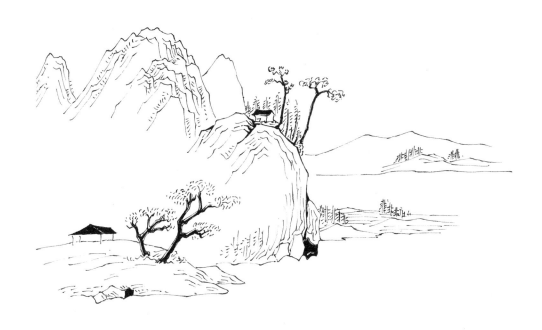

第二章

立秋节气话养生

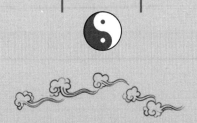

立秋节气思维导图

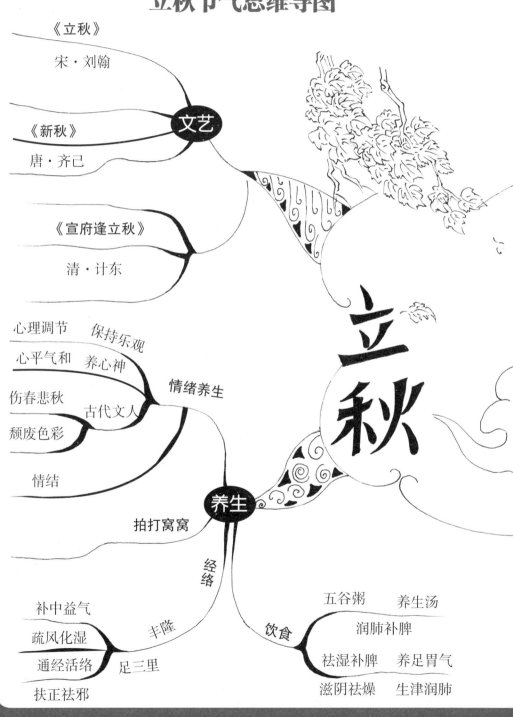

立秋

文艺

- 《立秋》 宋·刘翰
- 《新秋》 唐·齐己
- 《宣府逢立秋》 清·计东

养生

情绪养生
- 心理调节 保持乐观
- 心平气和 养心神
- 伤春悲秋 古代文人
- 颓废色彩
- 情结

经络
- 拍打窝窝
- 补中益气 丰隆
- 疏风化湿
- 通经活络 足三里
- 扶正祛邪

饮食
- 五谷粥 养生汤
- 润肺补脾
- 祛湿补脾 养足胃气
- 滋阴祛燥 生津润肺

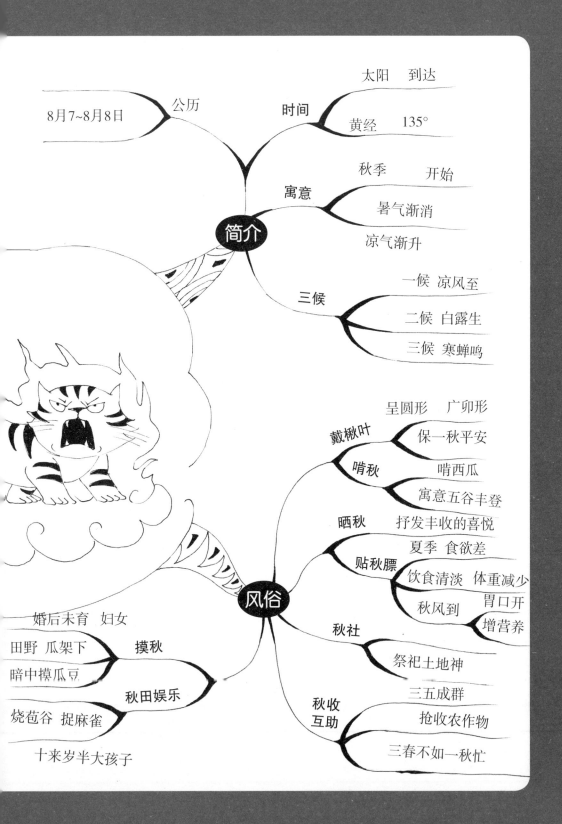

简介

时间
公历 8月7~8月8日
太阳 到达
黄经 135°

寓意
秋季 开始
暑气渐消
凉气渐升

三候
一候 凉风至
二候 白露生
三候 寒蝉鸣

风俗

啃秋
戴楸叶 呈圆形 广卯形
保一秋平安
啃西瓜
寓意五谷丰登

晒秋 抒发丰收的喜悦

贴秋膘
夏季 食欲差
饮食清淡 体重减少
秋风到 胃口开
增营养

秋社 祭祀土地神

秋收互助
三五成群
抢收农作物
三春不如一秋忙

秋田娱乐
摸秋 婚后未育 妇女
田野 瓜架下
暗中摸瓜豆
烧苞谷 捉麻雀
十来岁半大孩子

立秋节气要知晓

图解百姓天天养生丛书

健康顺时生活立秋处暑白露篇

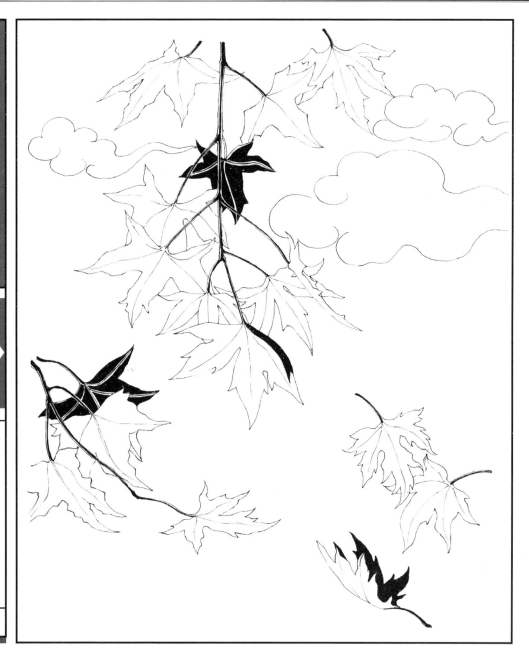

星象物候

　　立秋节气一般在公历8月7~8日。立秋之日，太阳位于黄经135°。这天晚七点，仰望星空，北斗七星的斗柄正指向西南，即225°处，古人称为坤的方向。

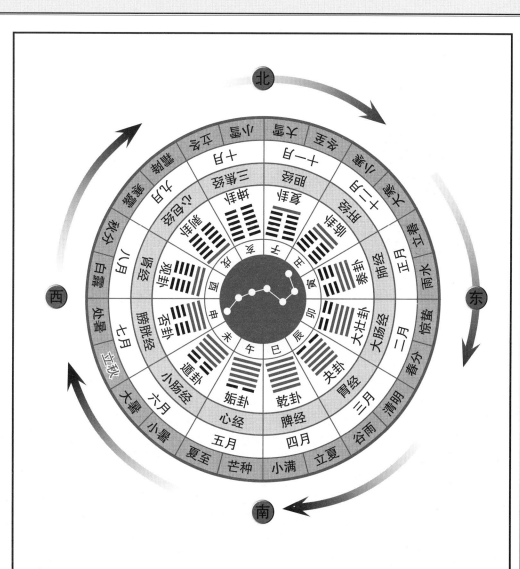

　　立秋时节，天地气机由阳盛逐渐转变为阴盛的时候，人体阴阳代谢也有阳气渐收、阴气渐长的特点，此时养生贵在养脾健胃、润肺生津。

凉风习习现秋意

立秋是反映季节和物候的节令。"立"表示开始，"秋"表示季节，"立秋"就是秋季开始的意思。

秋是个会意字，本义为成熟的庄稼。甲骨文秋的字形就像一只蟋蟀。古人发现蟋蟀一般在秋天鸣叫。所以就借此代表秋天。

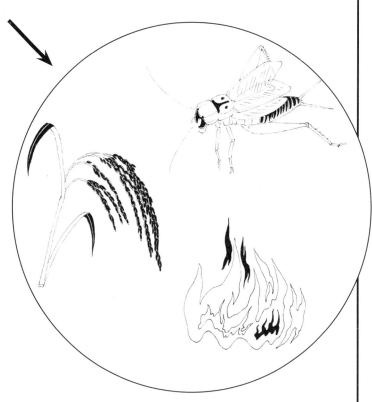

古语说，秋，就也。万物皆长成之意。所谓"立秋三日，寸草生籽。"在殷墟甲骨文中，"秋"字的形象是果实累累，谷物成熟。秋季是一个收获的季节。

火表示秋天收获谷物后，用火燃烧秸秆，顺便灭除害虫。现在秋也引申为一年的时光，如一日不见如隔三秋。

立秋已至，秋却未来

　　"候平均温度"是划分气候季节到主要根据，即当地连续5日的平均温度在22℃以下，才算真正秋天的时节。虽是立秋时节，但我国大部分地区仍未真正进入秋天的气候，而且每年大热三伏天的末伏还在立秋后第3日。尤其是中国南方此节气内还是夏暑之时，同时由于台风雨季节渐去了，气温更酷热。

　　《月令七十二候集解》："秋，揪也，物于此而揪敛也。"此时，暑去凉来，万物澄清，是天气由热转凉，再由凉转寒的过渡性季节。到了立秋，梧桐树开始落叶，因此有"落叶知秋"的成语。

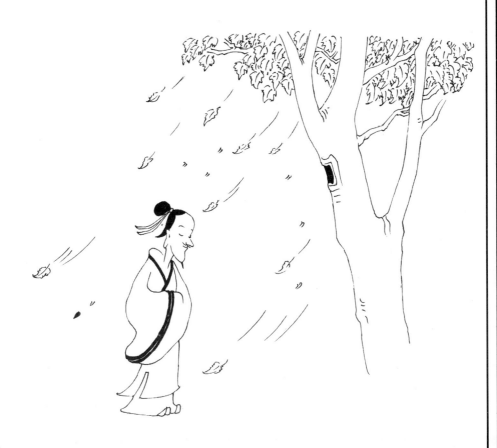

　　宋·释普济《五灯会元》卷二十："叶落知秋，举一明三。"
　　《续灯传录》载："弦动别曲，叶落知秋。"

雨打芭蕉，乡愁无限

秋风多，雨相和，暮色渐临时，天地浑然一体。芭蕉和秋雨，似乎在互相叙述各自的千古情愁。

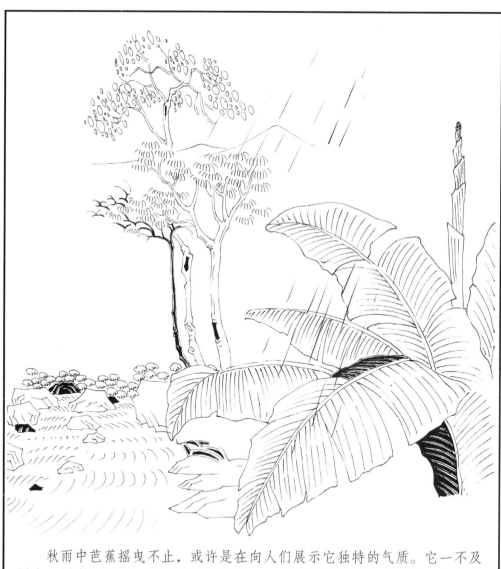

秋雨中芭蕉摇曳不止，或许是在向人们展示它独特的气质。它一不及树木那样高大魁梧，能让人遮风纳凉，二不及花儿那样艳丽芬芳。但它自古以来却是文人墨客笔下情感与忧愁的标准产物，因其凭借自身拥有的一种独特的忧与愁，足以能够填补人内心深处不为人知的空洞与脆弱。

立秋三候

一候凉风至，二候白露生，三候寒蝉鸣。

一候凉风至

一候的天气已经凉爽，因为这个时节不再刮炎热的夏天时常刮偏南风，而开始刮偏北风，凉风吹来，清爽宜人，所以有"一候凉风至"之说。

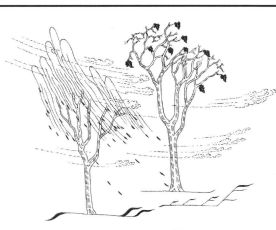

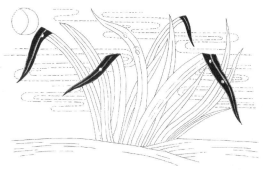

二候白露生

由于白天日照仍很强烈，夜晚的凉风刮来形成一定的昼夜温差，空气中的水蒸气清晨在庄稼及室外器物上凝结成了一颗露珠，于是人们习惯上把它说成是霜降。

三候寒蝉鸣

三候时，树上的蝉，食物充足，温度适宜，在微风吹动的树枝上得意地鸣叫着，好像告诉人们炎热的夏天过去了，人们就把三候说成"寒蝉鸣"。

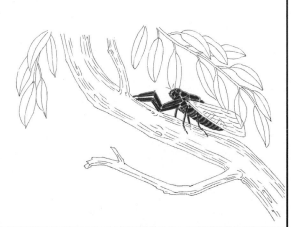

图解百姓天天养生丛书

立秋

宋·刘翰

乳鸦啼散玉屏空，一枕新凉一扇风。

睡起秋色无觅处，满阶梧桐月明中。

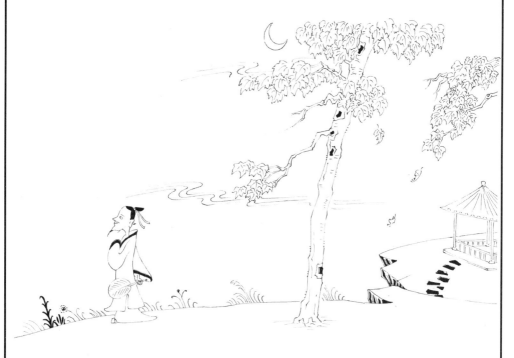

夜色转凉，出窝不久的乌鸦好像已经耐不住寒意，啼叫着飞散了，只留下寂寞的玉屏立在那里。夜寂静下来，枕边吹来一阵一阵清新的凉风，像是扇子在一下下地搧动。从睡梦中起身，来到寂静的院子里，沉睡中依稀感觉到的秋声却是无处可寻，只见明媚的月色下，满阶的梧桐落叶。

新秋

唐·齐己

始惊三伏尽，又遇立秋时。

露彩朝还冷，云峰晚更奇。

垄香禾半熟，原迥草微衰。

幸好清光里，安仁谩起悲。

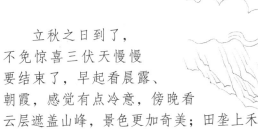

立秋之日到了，
不免惊喜三伏天慢慢
要结束了，早起看晨露、
朝霞，感觉有点冷意，傍晚看
云层遮盖山峰，景色更加奇美；田垄上禾
稼已经半熟，田野远处绿草显出微微衰枯之意；还好有清朗皎
洁的秋辉，我们要安守仁德，不要产生悲伤的情绪。

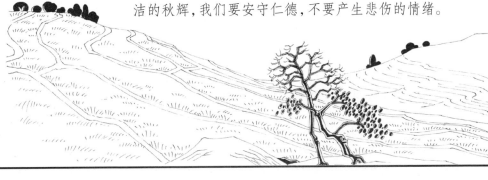

图解百姓天天养生丛书

宣府逢立秋

清·计东

秋气吾所爱，边城太早寒。

披裘三伏惯，拥被五更残。

风自长城落，天连大漠宽。

摩霄羡鹰隼，健翮尔飞搏。

　　爽朗的秋天气象是我所喜爱的，只是边塞的寒气来得太早，早就习惯了在三伏天披上皮衣，夜里五更盖着被子入睡，风从长城那边吹来，天空连着大漠显得宽阔，羡慕那些翱翔天际的鹰隼，它们挥动强健的双翼，搏击长空。

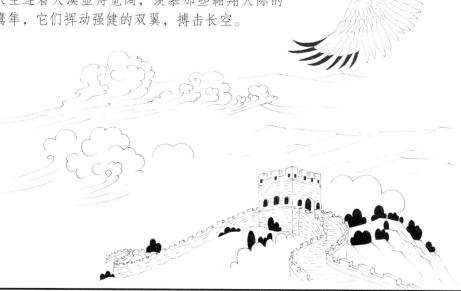

健康顺时生活 立秋处暑白露篇

64

有关立秋的民俗典故

秋后问斩

从秋天开始就带有肃杀之气，到冬天就百物萧瑟了，所以汉代时期律法就规定，刑杀只能在秋冬进行，立春以后是不得刑杀的。唐宋到明清法律上也遵循了秋冬行刑的天道。

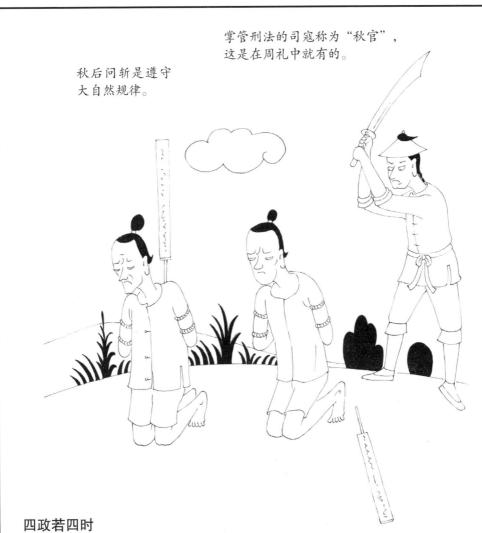

秋后问斩是遵守大自然规律。

掌管刑法的司寇称为"秋官"，这是在周礼中就有的。

四政若四时

汉儒董仲舒认为，天有四时，王有四政，四政若四时，通类也，天人所同有也。庆为春，赏为夏，罚为秋，刑为冬。春夏两季阳气蒸腾，这个时候适合赏赐、欢庆，这跟大地的阳气生发，万物生长是匹配的。秋冬刑罚，把该罚的，该判刑执行的，都在这个时候给处理了。

春耕秋战

秋天还经常发生一件事：战争。过去，战争主要是抢夺资源。所以春秋的时候，就有一个说法，叫作"春耕秋战"，即春天在自己已有的地盘上好好耕地。要是春天大伙儿都跑出去打仗了，土地就没人耕种了，这一年基本的收成就没有保障。

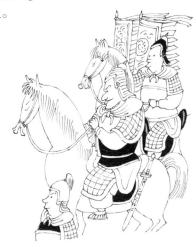

过去人道天道相合，对于资源、战争有这么一种天时的理解，打仗也不是说打就打的，都得要合着时辰走。

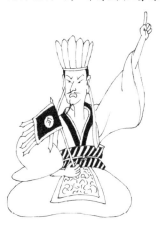

不违农时，不伤民利

意思就是春天好好耕种，夏天万物生长，到秋收之后，大家就可以上阵去打仗了，也就是我们常讲的"沙场秋点兵"。

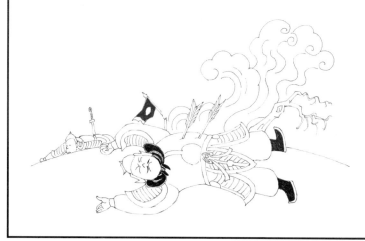

多事之秋

意在表明：因为秋天往往有争夺，有征战这些凶险的事情发生，所以演化出了成语"多事之秋"。

天气农时

各地入秋不同时，割打收藏秋收忙

立秋节气，黄河中下游地区季节变化明显。但我国幅员辽阔，南北跨度大，各地并不是同一天进入秋季。除纬度偏北和海拔较高的地方外，立秋之日多数地方并未入秋。天气真正凉爽要到9月中旬。

谚语说："秋收四忙，割打收藏。"
一语道出秋天农活的忙碌。

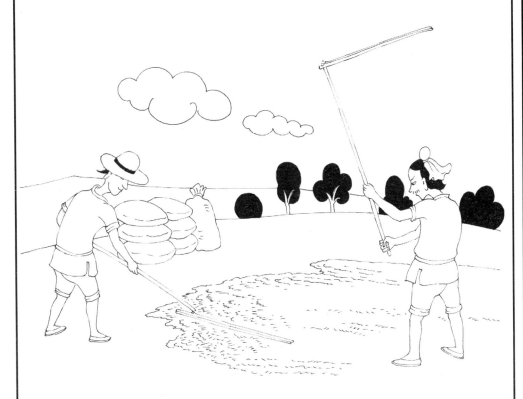

立秋后多数谷物逐渐成熟，漫山遍野一片金黄色，丰收景象令人欣喜。人们经常用"金秋"这个词来赞美金秋。

立秋喜雨，白露喜晴。立秋时下雨对庄稼非常有利。但雨水不可过多，秋涝会影响作物生长，减少产量，也影响秋收和秋种。

立秋主要风俗

戴楸叶

《东京梦华录》载："立秋日，满街卖楸叶，妇女儿童辈，皆剪成花样戴之。"

啃秋

《津门杂记·岁时风俗》中载："立秋之时食瓜，曰咬秋，可免腹泻。"

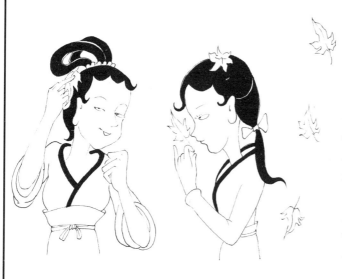

据唐人陈藏器《本草拾遗》说，唐朝时立秋这天，长安城里已卖楸叶，供妇女儿童剪花插戴了。由此可见，戴楸叶这个风俗已流传久远。楸叶色彩美丽，叶片肥大，叶茎坚韧，因此妇女的首饰如耳环等，都喜欢仿照它的样子来制作。

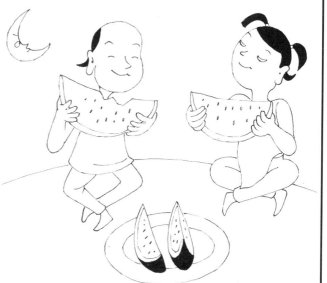

立秋时节，庄家人啃秋则很是豪放。他们三五成群，席地而坐，抱着红瓤西瓜啃。啃秋实际上是抒发一种丰收的喜悦，寓意着五谷丰登。

晒秋

晒秋是一种典型的农俗现象，具有极强的地域特色。

贴秋膘

夏日天气炎热，人本就胃口差，饭食较清淡，过后夏天，体重大都要减少一点。秋风一起胃口大开，增加一点营养以补偿夏天的损失。

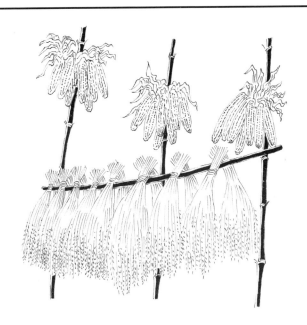

在湖南、江西、安徽等生活在山区的村民，由于地势复杂，村庄平地极少，只好利用房前屋后及自家窗台、屋顶架晒或挂晒农作物。这种特殊的生活方式和场景，逐步成了画家、摄影家追逐创作的素材，并塑造出诗意般的"晒秋"称呼。

贴秋膘也是用来补充营养，用来抵抗即将到来的严寒的一种方式。俗话说"夏天过后无病三分虚"，依照祖国医学春夏养阳、秋冬养阴的原理，秋冬需要进补。秋季是适当进补，恢复和调节人体各脏器机能的最佳时机。

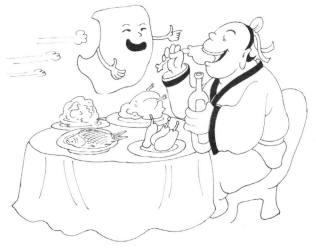

秋社

　　秋社原是秋季祭祀土地神的日子，始于汉代，后世将秋社定在立秋后第五个戊日。此时收获已毕，官府与民间皆于此日祭神答谢。

古代秋季祭祀土神的日子。

元稹《有鸟二十章》诗之十一："春风吹送廊庑间，秋社驱将嵌孔里。"

陆游《秋夜感遇》诗之二："牲酒赛秋社，箫鼓迎新婚。"

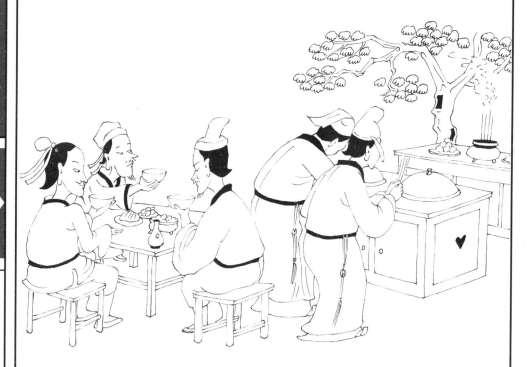

　　唐韩偓《不见》诗："此身愿作君家燕，秋社归时也不归。"

　　在一些地方，至今仍流传有"做社""敬社神""煮社粥"的说法。

秋收互助

　　秋忙开始，农村普遍有"秋收互助"的习俗，你帮我我帮你，三五成群去田间，抢收已经成熟的农作物。秋天也是农民一年之中最忙碌的日子，老百姓说："三春不如一秋忙"，这话一点不玄乎。

　　春天是充满希望的季节，一抹暖阳，一缕春风，蓝天白云，鸟语花香。犁铧把黑黝黝的土层豁开，农民撒进一粒粒种子，等待着发芽，长叶，开花，每一天都在盼望田里的秧苗，快速地成长，盼望收获一个金色的秋天。农民劳动强度和节奏相对秋天来说，似行云流水，不紧不慢，犹如一首抒情的歌。

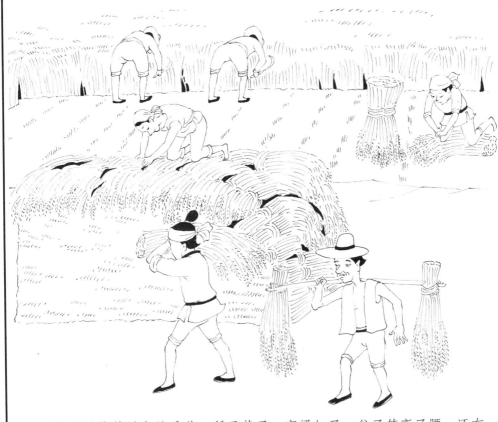

　　秋天是收获果实的季节。稻子黄了，高粱红了，谷子笑弯了腰，还有那绿油油的大白菜，红红的大萝卜等一垄垄的作物，都要收回家。农民劳动强度和节奏在加重加快，忙得脚打后脑勺，累得上炕都要拽猫尾巴，形容得一点也不夸张。

摸秋

　　夏历八月十五日，是为中秋节。按照传统风俗，这天夜里婚后尚未生育的妇女，在小姑或其他女伴的陪同下，到田野瓜架、豆棚下，暗中摸索摘取瓜豆，故名摸秋。

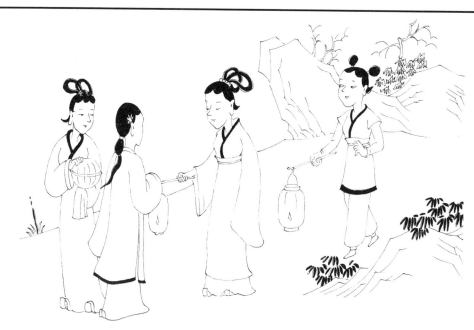

　　俗谓摸南瓜，易生男孩；摸扁豆，易生女孩；摸到白扁豆更吉利，除生女孩外，还是白头到老的好兆头。

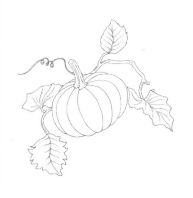

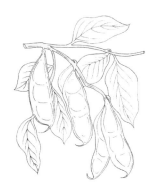

　　"摸秋"这一习俗定在每年的"中秋节"这天。时乡村农家菜园中瓜果飘香，物产富足。此夜日，幼童小孩可任意偷摘，大人决不责怪。

秋田娱乐

秋天，特别是秋忙前后，农事虽忙，秋种秋收，忙得不亦乐乎。但忙中也有乐趣，常见一些十多岁的半大孩子，在苞谷、谷子、糜子生长起来以后，特别是苞谷长成一人高，初结穗儿的时候，田间里正是他们玩耍、做戏的场所。

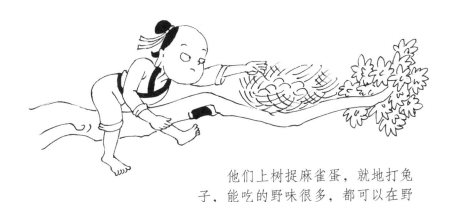

他们上树捉麻雀蛋，就地打兔子，能吃的野味很多，都可以在野外烧制出来。有荤有素，百味俱全。

这种秋田里的乐趣，一代一代地传承下来。

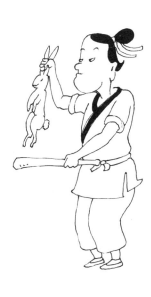

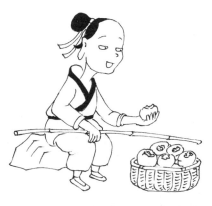

他们把打来的柿子，弄来的红苕，放在土窑洞里，温烧一个时辰，就会变成香甜的柿子。

立秋养生大攻略

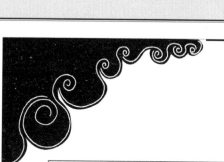

立秋暑未消，脾胃要护劳

秋季重在养阴

立秋时节，要护好孩子的脾阳

夏末初秋，一定要排排脾湿

口干舌燥，叩齿生津防上火

疏通膀胱经，肩背不再疼痛

遭遇"秋老虎"，体弱者防"阴暑"

立秋胃口开，食补要讲究

立秋暑未消，脾胃要护劳

通常，立秋后天气应该由热转凉。实际上，夏季的暑气并未完全消除。在南方的大部分地区，立秋后仍有雨水特多，暴雨成灾的特点。

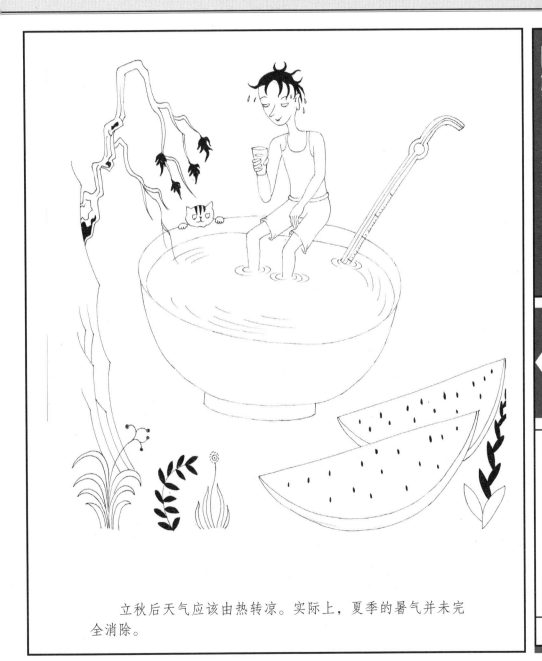

立秋后天气应该由热转凉。实际上，夏季的暑气并未完全消除。

在中医看来，在初秋如此湿热交蒸的气候，最易形成湿热邪气。而"湿气通于脾"，一旦侵入人体，就会损伤脾阳，出现腹胀、腹泻等疾病。所以饮食调养重在补养脾胃。

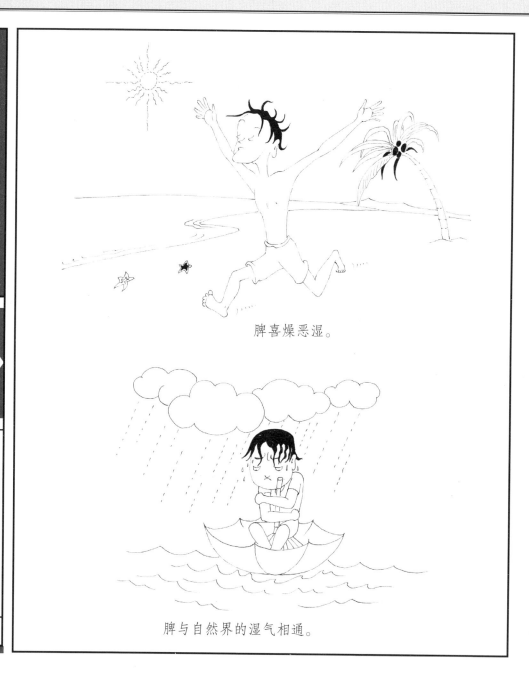

脾喜燥恶湿。

脾与自然界的湿气相通。

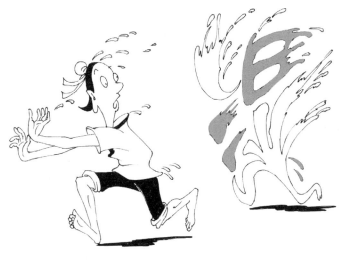

脾不健运，易生内湿困脾。

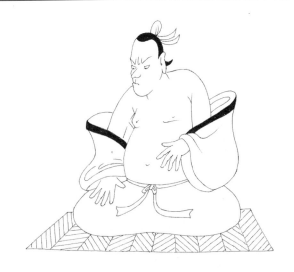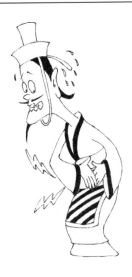

脾阳受损，则会出现腹胀、腹泻等疾病。所以饮食调养重在补养脾胃。

俗话说"人活一口气"，这个气就是胃气。《黄帝内经》曰："有胃气则生，无胃气则死"，意思是说只要还能吃得下饭，吃嘛嘛香，人就没有性命之忧。

胃是腹腔中容纳食物的器官。其外形屈曲，上连食道，下通小肠。主受纳腐熟水谷，为水谷精微之仓、气血之海，胃以通降为顺，与脾相表里，脾胃常合称为后天之本。胃与脾同居中土，但胃为燥土属阳，脾为湿土属阴。

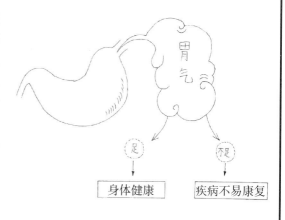

身体健康　　疾病不易康复

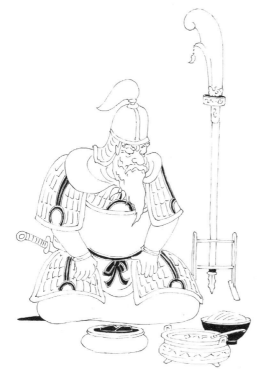

"廉颇老矣，尚能饭否"的典故，说的是从廉颇老将军的饭量，探知他的身体状况。可见脾胃的功能对人来说有多么重要，我们都需要依赖脾胃的正常运作来维持生命和健康。

调理好脾胃才能巩固后天之本，全面提升身体素质。

胃气到底是什么?

1.胃气指胃的收纳、腐熟功能。2.胃气指胃的气机。3.胃气是指脾胃的消化功能。4.胃气即水谷精气。5.胃气是指脉象的特征。6.胃气是指人体全身之气。

胃气到底是什么

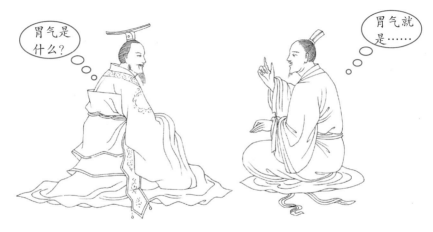

1 胃气强,则胃的收纳腐熟作用强;胃气弱,则胃的收纳腐熟功能弱。

2 胃主受纳腐熟水谷,并将食糜下传小肠,因此胃的气机以下降为顺,胃气上逆,则致恶心呕吐、腹胀脘闷等症。

3 脾胃的运化功能强,气血生化有源;胃气弱,即脾胃的消化功能弱,气血生化乏源。所以说,胃为脏腑之本。

胃气的解释可概括为两个基本点:一是狭义胃气,即指胃的功能;二是广义胃气,即指脾胃运化而形成的水谷精气。

4 胃气强,则五脏得养,功能强盛;胃气弱,即水谷精微亏虚,则脏腑失养,功能减弱。

5 即脉象中从容和缓之象。脉搏中胃气的强弱与存亡,对于测知正气的强弱,推断疾病的进退具有重要的意义,没有胃气,就预兆死亡的真脏脉。

6 包括元气、营气、卫气、谷气、清气等,内涵扩大至人体正气范畴。

秋以燥气当令，养生当滋阴祛燥、生津润肺

　　秋季燥气当令，为秋季的主气，称为"秋燥"。五行之中，肺脏属金，旺于秋季。

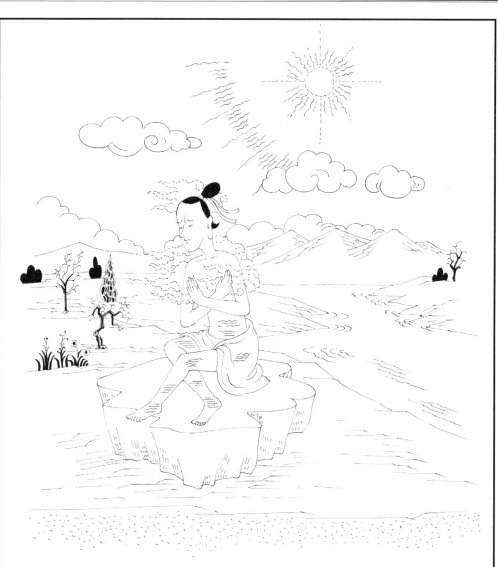

　　肺喜清肃濡润，主呼吸与大气相通，外合皮毛，与大肠相表里，故燥邪最易伤肺，耗人津液，引起咳嗽或干咳无痰、口舌干燥，皮肤干燥、便秘等症。所以秋季饮食当以"滋阴祛燥、生津润肺"为原则。

滋阴润燥食物少不了

　　银耳、芝麻、乌骨鸡、猪肺、豆浆、蜂蜜、水梨等。对于老年人和体质虚弱者来说，要根据身体情况确定滋补方法，切勿盲目进补。

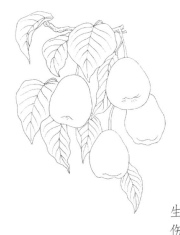

梨：生津润燥，清热化痰。可治烦渴、咳嗽、咽痛、失音、眼赤肿痛、大便不通等。加川贝和冰糖蒸制或煮服。治顽咳。因梨性寒凉，故脾虚寒的人不宜多食。

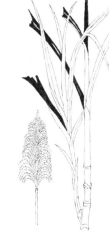

甘蔗：具有滋养、解热、生津、润燥之功效。对于发烧伤津、胃热口苦、大便干燥、小便不利，反应呕吐、肺热咳嗽等相当助益。

牛奶：具有补虚、益肺、润皮肤、解热毒及润肠通便的功效。秋燥造成的皮肤燥干，可多饮牛奶，具有补益气血、滋润皮肤、毛发之效。

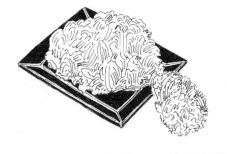

银耳：味甘性平，归肺、胃、肾经。有强精补肾、润肠益胃、补气和血、强心滋阴、润肺生津、壮身补脑，美容嫩肤和延年益寿之功效。用于治肺热咳嗽，肺燥干咳，适合阴虚火旺不受参茸等温热滋补的患者。

初秋食补要讲究——滋阴淡补

元代医家朱丹溪在《茹淡论》记载："少食肉食，多食谷菽菜果，自然冲和之味。"意思是对补养脾胃来说，叶类、花菜和部分瓜果蔬菜比肉食的清补功效更为突出。如茄子、鲜藕、冬瓜、苦瓜等清淡食物都具有清暑化湿的功效。

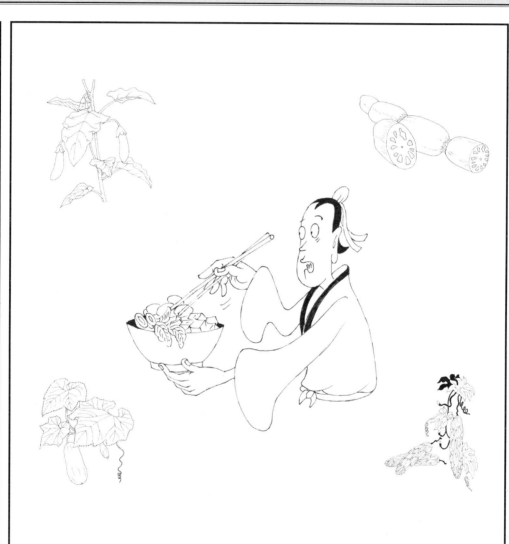

常食叶类、花菜和部分果蔬，一方面可使体内湿热之邪从小便排出，以消除夏日酷暑的后遗症；另一方面能调理脾胃功能，为中、晚秋乃至冬季健康奠定基础。与肉食相比，叶类、花菜和部分瓜果蔬菜的淡补功效更为突出。

说起祛湿热的食物或药物，最常用的莫过于茯苓了。早在魏晋时期，达官贵人们就常用茯苓与白蜜同服来养生。《神农本草经》称其"久服安魂养神，不饥延年"。

茯苓粥

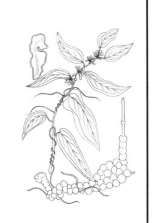

材料：取白茯苓粉 15 克，粳米 100 克，味精、食盐、胡椒粉各适量。

制作：将粳米淘洗干净，与茯苓粉一同放入锅中，再加入适量的水，先用大火烧开，后转小火，煎熬至米烂，再放入味精、食盐、胡椒粉调味即成。

功效：常食此粥，既是对夏季损耗的弥补，也能为中、晚秋乃至冬季进补奠定基础。

五彩果

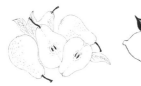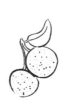

材料：取杨梅、荸荠各 10 个，柠檬、苹果、梨各 1 个，菠萝半个，白糖适量。

制作：将苹果、梨、菠萝洗净去皮，分别用圆球勺挖成圆球，荸荠洗净去皮，杨梅洗净待用。将白糖加入 50 毫升清水中，置于锅内烧热溶解，冷却后加入柠檬汁，把 5 种水果摆成喜欢的图案，食用时将糖汁倒入水果之上即成。

功效：常食此品，有生津止渴、和胃消食之效。

各类五谷粥，补脾滋阴各显身手

入秋后的早饭可以喝各类五谷粥，粥利于健脾，可助脾胃滋阴，平衡健旺的阳气。

苓术荷叶粥

材料： 淮山 30 克，茯苓、白术各 15 克，砂仁 5 克，荷叶 1 张（或干品 30 克）剪碎，粳米 200 克。

做法： 将茯苓、淮山、白术、砂仁、荷叶洗净，加适量水，先浸泡 30 分钟，大火煮沸后改小火熬煮 30 分钟，去渣留汁，与粳米一起放入砂锅内，加适量清水，小火熬煮成粥即能食用。

功效： 健脾和胃、祛湿解暑。

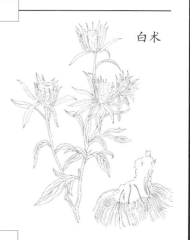

白术

陈皮冬瓜二豆粥

材料： 冬瓜 250 克，陈皮 5 克，扁豆 30 克，黑豆 30 克。

做法： 将冬瓜洗净去皮切片，与陈皮、扁豆、黑豆同入锅中，加适量清水，用小火煮至豆熟烂，调入精盐即成。

功效： 健脾祛湿、消暑。

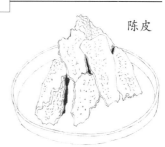

陈皮

灵芝糯米粥

材料： 灵芝 10 克，糯米 50 克，燕麦片 50 克，白糖少许。

做法： 将灵芝洗净，掰成小块放入锅中，加适量清水，用中火煮沸后，再煮 15 分钟，捞出灵芝。将糯米、麦片放入锅中，用中火转小火煮 20 分钟，至黏稠时放入白糖搅拌均匀即可。

功效： 健脾养胃、增强体质。

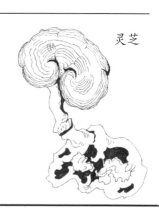

灵芝

润肺调脾胃的养生汤

秋季是进补的季节，但是刚立秋时不要马上就大量进补，首先要调好脾胃，等脾胃功能变好了再慢慢进补也不迟。虽然现在天气还是很炎热，但是已经进入了立秋时节，立秋后昼夜温差慢慢变大，天气会变得更加干燥，我们要及时做好饮食调理，多喝些润肺防燥、调脾胃的养生汤。

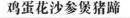

山药排骨汤

材料： 排骨 500 克，山药半根，枸杞适量，胡萝卜 1 根，生姜适量，料酒 1 茶匙，白醋适量，八角 1 个，盐适量。

做法： 排骨洗净；山药洗净削皮切块；胡萝卜切块。放半锅清水，入排骨，大火烧沸后撇浮沫，捞出排骨。砂锅放适量水烧开（水一次放够），把排骨和姜、料酒、八角一起放入，用大火烧开后转小火。然后加数滴白醋，让排骨中的钙溶入汤中，使汤味更加鲜美。小火煮约 1 小时，再入山药、胡萝卜，小火再煮 1 小时，放枸杞和盐调味即可。

功效： 补中益气，补益脾胃。此汤特别适合脾胃虚弱者进补前食用。口味咸鲜，可补肾养血，增强免疫力，立秋后食用，营养价值丰富。

枸杞雪梨汤

枸杞

材料： 枸杞 300 克，胡萝卜 225 克，雪梨 4 个，蜜枣 3 颗，瘦肉 225 克，姜 2 片，适量盐。

做法： 将上物洗净。枸杞梗扎成捆；胡萝卜、雪梨各切块；瘦肉氽烫后洗净。将上物加入适量水煲滚，入枸杞梗、雪梨、胡萝卜、蜜枣、瘦肉、姜片，水滚后改慢火煲约 1.5 小时，然后取出枸杞梗，入枸杞叶续滚 20 分钟，下盐调味即可。

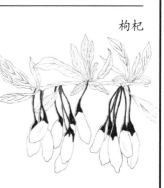

功效： 明目、润肺。

鸡蛋花沙参煲猪蹄

猪蹄

材料： 鸡蛋花 20 克、沙参 30 克，猪蹄 400 克、生姜 3 片。

做法： 上物洗净；药材稍浸泡；猪蹄切块。同生姜入瓦煲内，入清水 2500 毫升（约 10 碗），武火滚沸后，改为文火煲 1.5 小时，入适量盐即可。

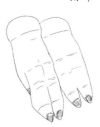

功效： 鸡蛋花祛暑湿、清热滞；沙参滋阴润肺生津；猪蹄甘润补益；合煲有清暑热、润肺气的功效。

健康顺时生活立秋处暑白露篇

红豆陈皮汤

材料： 红豆 60 克，极品陈皮适量，红糖适量。

做法： 红豆洗净、浸泡。锅中入适量水烧开，入红豆大火煮，待红豆煮烂后，将冰糖、陈皮放入锅中拌匀，小火焖 15 分钟即可。食用时，捞出陈皮，喝汤食豆。

功效： 红豆有清心养神、健脾益肾功效，加入陈皮能防秋燥、提升内脏活力，增强体力。

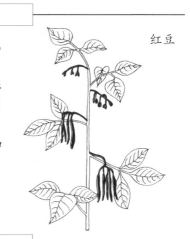

红豆

大麦芽汤

材料： 大麦芽 50 克，冬瓜 300 克，陈皮 25 克，生姜 5 片，猪瘦肉 200 克。

做法： 将上物洗净，同入砂锅，加适量清水，先用武火煮沸，再用文火熬煮 1~2 小时即可。

功效： 清热消暑、理气健脾。

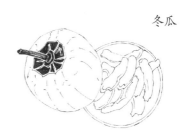

冬瓜

玉米须猪苓牛肉汤

材料： 牛肉 100 克，黑豆 50 克，玉米须、薏仁各 30 克，猪苓、生姜各 10 克，陈皮 5 克，大枣 10 枚，精盐适量。

做法： 牛肉洗净切小块；其他食材、配料清洗干净；生姜切片、大枣去核。将以上食材同入砂锅，加适量水，小火煮 2 小时，加精盐调味即成。

功效： 清暑利湿、健脾益气。

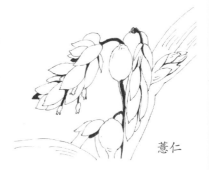

薏仁

银贝雪梨汤

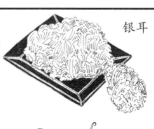

银耳

材料： 银耳（水发）20克，雪梨1个，川贝母5克，冰糖（或白糖）30克。

做法： 银耳水发除根蒂、杂质，洗净撕小片。雪梨削皮，除核、籽，切小丁。川贝母洗净。将上物同放入炖盅里，加1杯水，上笼蒸约1小时，即可。每天服用1剂，早晚空腹吃。

功效： 银耳滋阴补肺，润燥生津；雪梨清热生津，润肺化痰；川贝母补肺清肺、化痰止咳。三品同食，清热补肺、止咳化痰。

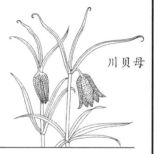

川贝母

南杏仁雪梨汤

材料： 南北杏仁各10克，雪梨1个，白糖30克。

做法： 南北杏仁先用水浸泡，去皮；雪梨去皮、核，切4块。同入炖盅，加入清水200毫升，加盖隔水炖约1小时，即可食用。

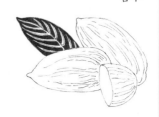

杏仁

功效： 南北杏仁理气平喘、化痰涎、止咳嗽。雪梨性寒汁多，可增加体内津液，由津入血，由血入肺进行循环，所以对肺燥有很好的效果。经常喝可清热生津、化痰止咳、润肺。

金针木耳雪梨汤

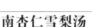

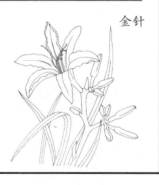

金针

材料： 金针、木耳各19克，雪梨5个，瘦肉225克，蜜枣、无花果各4颗，陈皮1小块，盐适量。

做法： 上物各洗净。金针先水浸；雪梨切块；陈皮浸软、去瓤；瘦肉汆烫后冲洗干净。上物同入炖盅加适量水煲滚，水滚后改慢火煲1.5小时，加适量盐调味即可。

功效： 消炎、利尿、解毒。

按摩健脾穴位，给肠胃"避避暑"

经常按摩丰隆、足三里、脾俞穴，能让脾胃变得强壮起来。以上3穴各按100次，也不失为一种肠胃"避暑"的好办法。

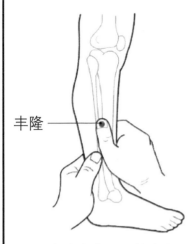

丰隆

丰隆穴位于人体的小腿前外侧，外踝上8寸，条口穴外，距胫骨前缘二横指（中指）。它是足阳明胃经的络穴，具有很强的补中益气、疏风化湿功效。

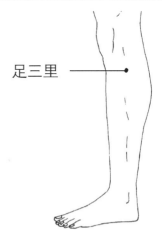

足三里

足三里穴是足阳明胃经穴，有补中益气、通经活络，扶正祛邪之功能。

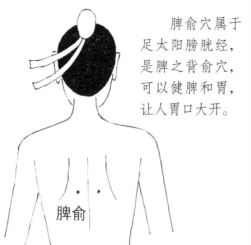

脾俞

脾俞穴属于足太阳膀胱经，是脾之背俞穴，可以健脾和胃，让人胃口大开。

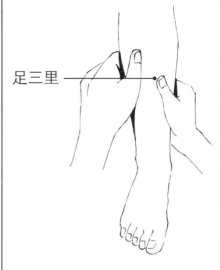

足三里

秋季重在养阴

　　秋季是由热转寒，"阳消阴长"的过渡阶段。人体的身体也随之而改变，因此，秋天养生首要保养体内阴气，以适应自然界的规律。

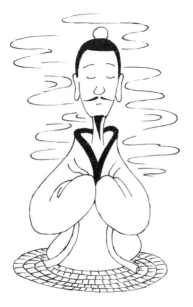

　　养肺先要宁心神。养肺首先要心情舒畅，切忌悲忧伤感。同时还应收敛神气，以适应秋天的万物萧条。通俗地说，心平气和是养肺的最好方法。

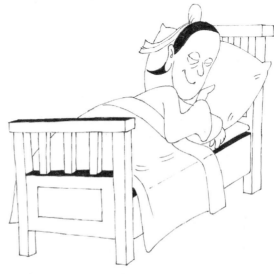

　　进入深秋以后，天气变化无常，因而着衣要随天气变化而增减。睡觉要护住胸背，因为五脏的腧穴都汇集于背部，如果邪风侵入，容易中风。

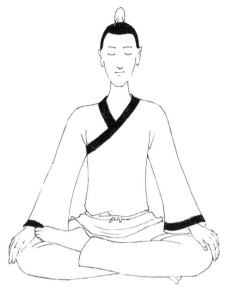

秋季吐纳健身法。清晨洗漱后，在室内闭目静坐，牙齿闭合 36 次，再用舌在口中搅动，待口中津液充满后，将津液分 3 次咽下。

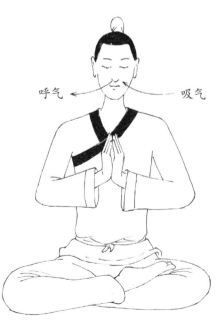

呼气   吸气

然后稍停片刻，慢慢做腹式深呼吸。吸气时，舌头顶住上腭，用鼻子吸气。再将气慢慢从口中呼出，呼气时要默念"口四"字，如此反复做 36 次。

坚持做此养生功，有保肺健身的功效。

古时文人，伤春悲秋的颓废色彩

对萧瑟秋景而伤感。语出《楚辞·九辩》："悲哉！秋之为气也。萧瑟兮，草木摇落而变衰。"杜甫《登高》诗："万里悲秋常作客，百年多病独登台。""伤春悲秋"是中国古代文人一种带有颓废色彩的情结。

中国诗人大多是怀才不遇的文人士大夫，他们的政治抱负无法实现，不免要寓于他物以求自慰。春天是万物复苏的季节，当诗人看到欣欣向荣的景象，而自己又无法作为的时候就会伤春。

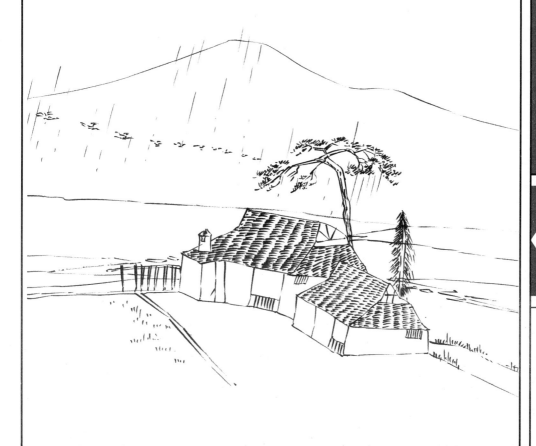

秋天则是收获的季节，又是将近冬天的时候，看到那凋零的落叶，诗人们一方面感叹岁月不饶人，另一方面也为自己一事无成所慨叹，这样就会产生悲秋的情绪。

一场秋雨一场寒，切莫"秋雨晴时泪不晴"

　　一场秋雨一场寒，由于气温骤然下降，会使人体新陈代谢和生理机能均受到抑制，导致内分泌功能紊乱，进而使情绪低落，甚至还会出现心慌、多梦、失眠等一系列症状，即人们通常所说的"低温抑郁症"。

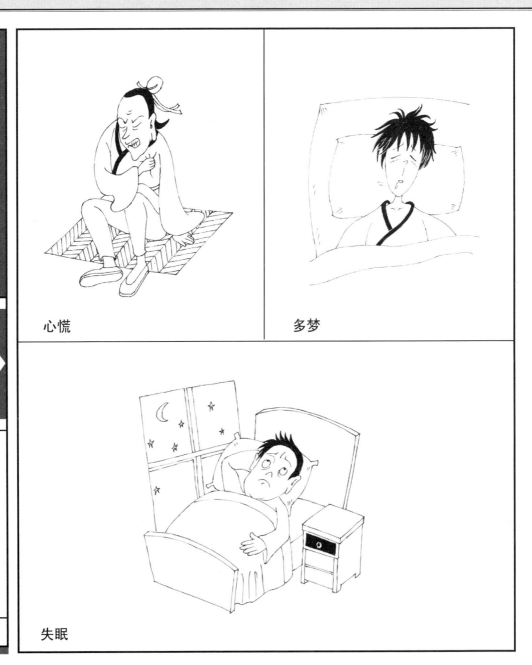

心慌

多梦

失眠

心理调节，保持乐观，预防"悲秋"

　　预防"悲秋"最有效的方法是心理调节，保持乐观情绪，切莫"秋雨晴时泪不晴"地自寻烦恼。

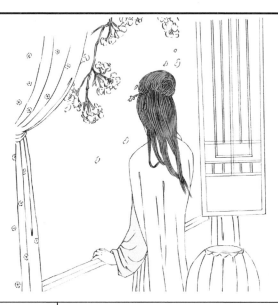

　　秋天，乃"不是春光，胜似春光"的大好季节，是收获的季节，大可不必自寻烦恼，失意伤感地"悲秋"。

经常不吃早餐的人，不但无精打采而且意志力也较薄弱。

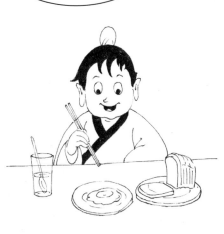

　　饮食滋养好心情。早餐一定要吃，尽可能食用牛奶、蛋、水果，补充蛋白质与钙质的摄取量，以增强耐力与意志力。

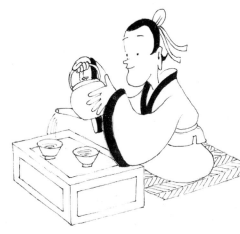

　　注重养心和养肝，多喝玫瑰花或菊花茶、莲子茶，利于清肝解郁。多吃莲藕、莲子、甘草、红枣、龙眼等，有利于养心安神。

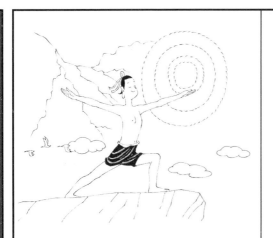

参加锻炼。体育锻炼能使人体产生较大的心理变化，较适宜的运动有慢跑、散步、跳舞、游泳、练太极拳等。

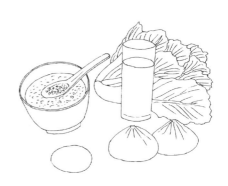

改善营养。要改善情绪不妨多食些富含维生素 B 的食物，如包子、米粥、蔬菜、鸡蛋等。

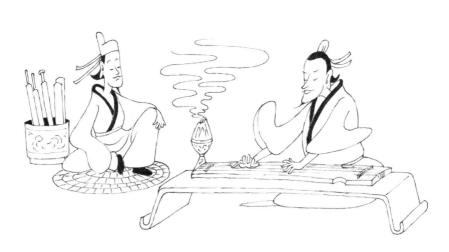

走亲访友。找知心的、明白事理的亲友，向其倾吐心里话。

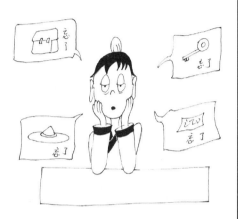

乐观幻想。有不少人遭受到一丁点挫折，就会把事情越想越坏。俗话说，与其悲观失望不如乐观的幻想，打破消极的猜度。

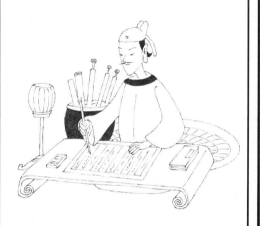

奋发工作。一旦潜心事业，把精力集中到工作上，便能使人忘记忧伤和愁苦。

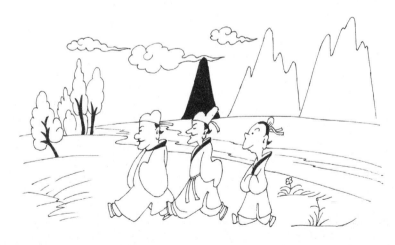

外出旅游。心情烦闷时，看看青山绿水，看看袅袅炊烟，疲劳、苦闷之感顿消。

立秋时节，要护好孩子的脾阳

俗话说"秋老虎，毒如虎"，《黄帝内经》也记载："湿气通于脾"，这种"桑拿天"天气，多雨、潮湿，还闷热，湿热邪气很容易入侵孩子的体内伤害脾胃。

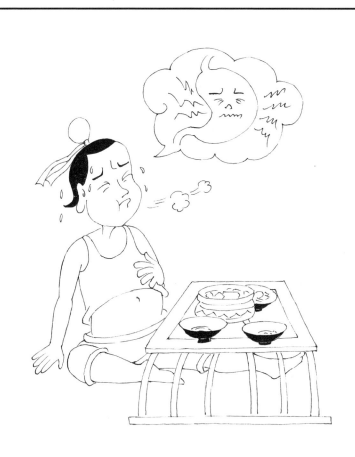

虽然时令已进入秋天，但是天气并没有转凉，三伏天还在。暑热一时间难以散尽，昼夜温差也会很大，这时候一定要保护好孩子的脾胃，避免在这种疾病多发季节出现积食、消化不良等肠胃问题。

所以，保护好孩子的脾胃，是避免出现积食、消化不良、便秘腹泻等各种肠胃问题的关键。

哪些原因易导致脾胃虚弱

1.孩子自身的肠胃功能不完善，对食物的消化能力弱。2.夏季湿热的环境，加速了孩子新陈代谢，消耗了孩子的津液，其中消化液也是津液。3.天热时，孩子容易贪凉，多吃一些生冷食物，会伤及脾胃。4.孩子对于食物缺乏自控力，很容易导致吃撑，从而引起积食的情况出现。

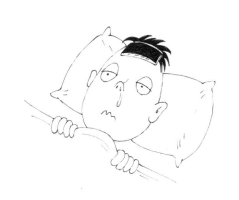

因孩子自身的肠胃功能不完善，所以其消化能力也相对较弱。

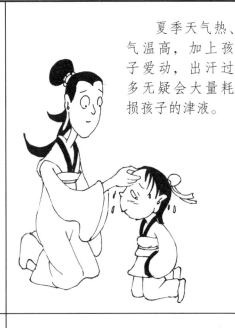

夏季天气热、气温高，加上孩子爱动，出汗过多无疑会大量耗损孩子的津液。

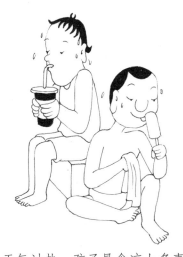

天气过热，孩子易贪凉大多喜食生冷食物，从而伤及脾胃。

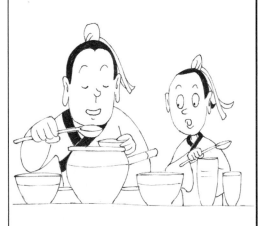

对于自己爱吃的食物，不吃到撑破肚皮不罢休，如此很易引起积食。

谨记以下饮食四点，轻松养好孩子脾胃

要想孩子有一个健康的脾胃，家长在饮食方面就得下足了功夫，即使是孩子最喜欢的食物，也要考虑到孩子的肠胃能不能消化，尤其是孩子肠道系统还不够完善，因此对于孩子的饮食要注意以下四点，孩子的营养吸收和生长发育才会更好。

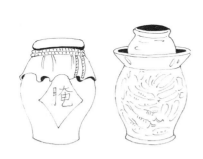

少吃腌制类食物。腌制的食物易伤害孩子的胃黏膜，加上孩子肠道修复的能力差，这样就会加剧孩子脾胃虚弱的情况发生。

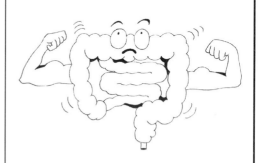

多吃双低聚乳清。双低聚乳清本身就是牛初乳中的营养成分，所以双低聚乳清含有牛初乳中的抗体，可以帮助孩子脾胃减少细菌的危害性。

柿子、大枣等，富含单宁物质，这一类食物尽量避免在空腹的时候食用。

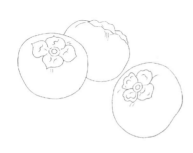

不要空腹吃单宁含量多的食物。与此可避免单宁与体内胃酸和蛋白质发生反应，增加胃结石的风险。

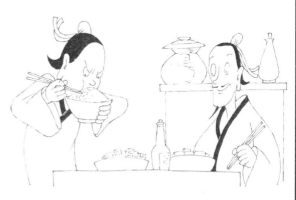

吃饭不要狼吞虎咽。要让孩子养成吃饭细嚼慢咽的习惯，这样可保证食物在口腔经过细碎化分解，与此减少空气进入胃肠道内的机会。

夏末初秋，一定要排排脾湿

初秋天气仍热且雨水多，这段时间天上有烈日，地上多水湿，湿热交蒸，合而为湿热邪气。《黄帝内经》言："湿气通于脾。"夏末初秋如果不把脾的湿气排一排，就会为冬天的咳嗽、支气管炎、肺炎，埋下祸根。

诸湿肿满，皆属于脾

"肿"在全身皮肤，"满"为腹内胀满，肿者现于外而医者可见，满者病于内唯患者自知。引发的病因为"湿"，病在脏腑为"脾"。

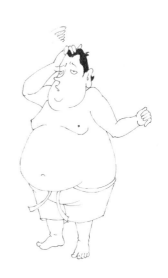

脾属太阴，为卑滥之湿土，属阴中之至阴，性喜温燥而恶寒湿，号称阴土，脾居人体之中，转运上下，又称枢轴。

↓

坤轴之旋运，赖阳气之温煦。如若脾阳内虚，一则土德不振，旋运失职，水谷精气不能依赖脾气散精而上归于肺，二则土不生金，肺虚则无力行其通调水道，下输膀胱之职能，于是水津不能四布，五经焉得并行，揆度失其常态，导致清者难升，浊者失降，水谷之湿郁而不化，积于腹中则气行受阻而发为胀满，外溢皮肤则积于肌腠而成浮肿。

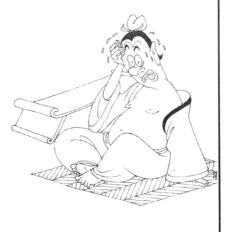

通阳健脾，赶走湿气

清天河水，把水推上天：辛温解表、宣肺除烦。

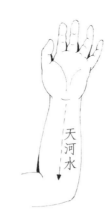

天河水

位置：从腕横纹推到肘横纹，向上推。

手法：一手握住孩子的手腕，使其掌心向上，然后用中指、示指指腹自孩子腕横纹直推向肘横纹，推的方向一定是从腕到肘，不可反向操作。

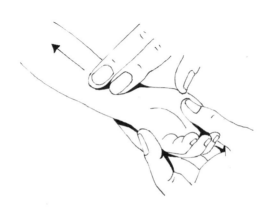

揉揉二马，人体的太阳照一照：滋阴补肾，顺气散结，利水通淋。

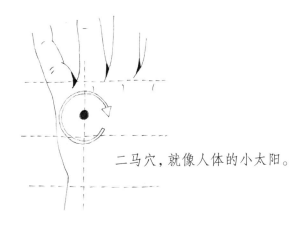

二马穴，就像人体的小太阳。

位置：手背四、五掌指关节后凹陷处。

手法：一手托住孩子的手部，使其掌心向下，然后以拇指指端按揉，按揉力度适中。

时间：3分钟

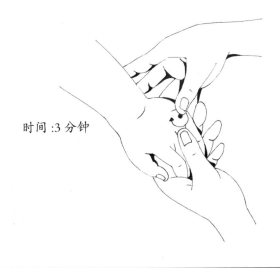

清补脾：前手法可健脾胃、补气血。后手法清热化湿、利痰止呕。

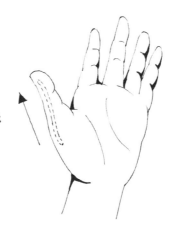

脾经穴在拇指桡
侧赤白肉际处。

位置：大拇指桡侧面，指根到指尖，来回推。

手法：1.补脾经从指尖推向指根。
　　　2.从指根推向指尖。

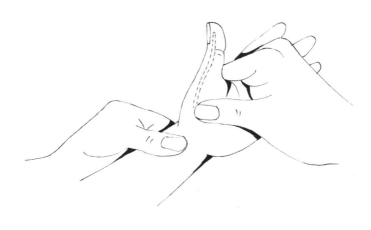

按揉足三里：燥化脾湿，生发胃气，健脾和胃。

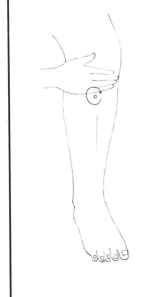

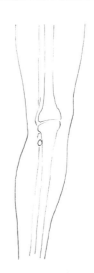

足三里也称作"足三理"，也就是理上、理中、理下。

位置：外膝眼下3寸，用孩子的手指量，膝眼下4个手指（同身寸）。

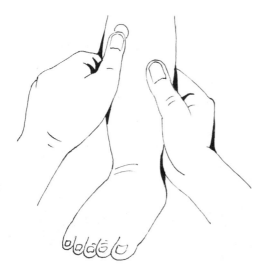

手法：直接将拇指的指面着力于足三里穴上，垂直用力，向下按压并揉之，剩下的四指可握拳或张开，起到支撑的作用。刺激时可产生酸、麻、胀、痛和走窜等感觉，持续几秒后，再渐渐放松，之后反复这样操作即可。

揉中脘：和胃健脾、降逆利水。

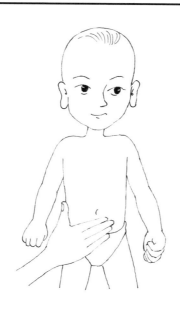

揉中脘

位置：人体的上腹部，前正中线上，在胸骨下端和肚脐连接线中点即为此穴。时间 3 分钟。

手法：掌根着腹，以肚脐为中心按顺时针、逆时针方向摩揉腹部各 10 遍。

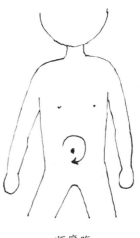

顺摩腹

向上捏脊：刺激脊柱旁开的17对经络，调和阴阳，促进生长，增强免疫力。

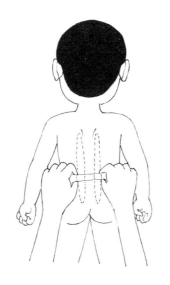

位置：从尾骨到大椎，由下至上捏。

手法：两手沿着脊柱的两旁，用捏法把皮捏起来，边提捏，边向前推进，由尾骶部捏到枕项部。捏5~7次。

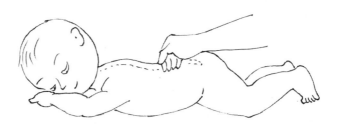

口干舌燥，叩齿生津防上火

　　立秋时节暑气难消，空气中的水汽含量小，其相对湿度下降，特别是空气的相对湿度低于30％时，人们就会感觉到口干舌燥、干咳少痰、皮肤干裂脱屑等，这些症状在老年人身上体现得更为明显。需要及时采取预防措施以避免发展为疾病（秋燥症）。

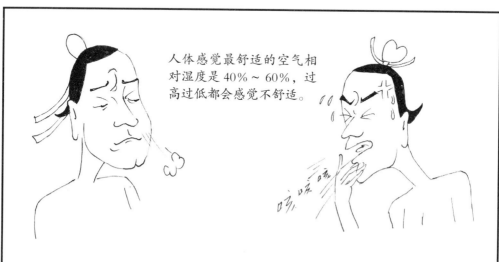

人体感觉最舒适的空气相对湿度是 40％～60％，过高过低都会感觉不舒适。

　　秋季，天高气爽，人体内阴津本身较少，如果饮食习惯不佳，不加节制地吃一些热性食物，如羊肉和狗肉等，或者大量进食补品，特别是过于滋补的养阴之品，会进一步加重脾胃负担，导致消化功能紊乱，出现口干、唇破、咽喉干咳、皮肤干燥等症。

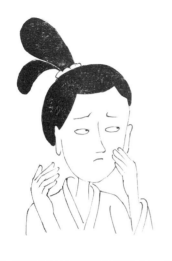

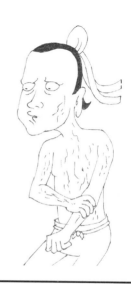

叩齿生津健脾胃

要想解决口干舌燥的烦恼，最宜采用"叩齿生津"养生法。中医学认为，脾"在液为涎"，与胃相表里，涎为口津，是唾液中较轻清稀的部分，具有帮助食物消化的功能。

经常叩齿，一来能健齿。齿健，则食物易被嚼细，胃负减轻，从而养胃；二来能催生唾液，咽之有助于胃腐熟水谷和脾的"运化、升清"，减轻脾胃的负担，达到健脾胃的目的。

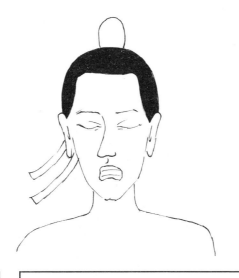

第一步：准备。调匀呼吸，鼻吸口呼，轻吐3口气。

第二步：叩齿。将口唇轻闭，上下门牙先叩击9次，然后左侧上下牙齿叩击9次，右侧上下齿叩击9次，最后上下门齿再叩击9次。

第五步：咽津。漱津动作做完，将津液分3次缓缓咽下，注意在吞咽时，意念要守住丹田，好像把唾液送到丹田一样。

第三步：搅舌。将舌头贴着上下牙床、牙龈、牙面来回搅动，顺时针9次，逆时针9次，左右各18次。

第四步：漱津。搅舌后口中津液渐多，口含唾液用两腮做漱口动作36次。

秋冬滋补必吃五种瓜，对抗秋燥防上火

　　秋季进补最佳的方法莫过于食补。食物进补也是人们常采用的方式。但是，饮食进补也是遵循一些原则，否则反而会危害身体的健康，那么，秋冬时节吃什么最健康滋补呢？有利于秋冬养生保健的五种瓜是：苦瓜、冬瓜、黄瓜、南瓜和木瓜，下面来了解一下它们的食补方。

名称	功效	制作法	适应证
苦瓜汁	清热解毒、祛火消炎	用擦丝器将苦瓜擦碎，用滤茶网或纱布在杯中挤出苦瓜汁。加入半杯水，水量可以自由调节	因上火而出现的小便赤黄、双眼发红、咽喉肿痛、嘴巴干裂等症状
冬瓜虾仁汤	滋阴祛燥、清热解毒、消脂利尿	将鲜虾清理干净。冬瓜去皮、瓤洗净后切小块。锅中放适量水烧热；放入姜丝，倒入冬瓜块、虾仁；大火煮沸，转小火煮至冬瓜熟烂。最后加入适量盐，鲜味露，撒点香菜即可	秋冬季皮肤容易干痒，不妨吃点冬瓜。但秋冬季节不宜常吃，否则易积寒，对脾胃不利
拌黄瓜	对抗秋燥	将黄瓜洗净，切成薄片，用盐腌半小时，用白糖、熟素油或麻油，也可用辣椒油、酱油、香醋拌着吃	黄瓜水分很高，对抗秋燥有立竿见影的效果。吃黄瓜的时候应当保留黄瓜皮。在浸泡黄瓜时不要切头去根，以免让黄瓜的营养流失

名称	功效	制作法	适应证
南瓜养胃粥	清热解毒、祛火消炎	将南瓜去皮、瓤，切块，放在容器内加少许水在微波炉内高火加热10分钟；取出捣碎；小米入锅煮开后，加入捣碎的南瓜，搅拌均匀，起锅前加适量糖调味	南瓜富含胡萝卜素和维生素C，可护肝、健胃。秋季皮肤变得粗糙、干燥，吃南瓜可滋润皮肤，使皮肤保持细嫩
木瓜汁	除躁养颜	木瓜360克，鲜牛奶两杯，白砂糖适量，碎冰块适量。挑选新鲜熟透的木瓜，去皮、核，切块状。将木瓜块、鲜牛奶、白砂糖及适量碎冰一齐放入果汁机中，打碎成浓汁，即可饮用	木瓜清香甜美，而且维生素C特别高，有助于美白，还能起到减肥的功效。除此，木瓜的镇静效果较佳，心情烦躁时食用木瓜能令情绪得到安抚

秋燥的表现症状：即干、热、咳

　　初秋暑气未消，秋阳余炎，气温仍然较高，但秋季昼热夜凉，天气干燥，"燥邪"就成了秋天的主要致病因素，燥邪引起的疾病被称为"秋燥"。秋燥的表现主要有三种，即干、热、咳。

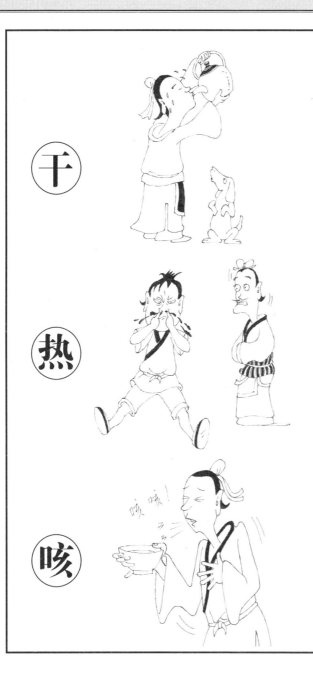

干

　　"燥胜则干"，燥邪容易伤人津液，出现组织器官缺水，表现为皮肤干燥、皱纹增多、口唇干裂、口干咽燥、声音嘶哑、毛发干燥，甚至脱落、口渴便秘等。

热

　　初秋夏季余热未尽，如果久晴无雨，最容易出现燥与热混合致病，表现为咽喉肿痛、皮肤疖肿、牙龈肿痛、鼻出血、发热等热性疾病。

咳

　　燥邪致病，首先犯肺，容易耗伤肺之阴津，出现咳嗽、少痰、气喘、胸闷等表现，使原有慢性气管炎和哮喘等肺系疾病的人病情加重。

防"干"三穴：照海、太溪、三阴交

　　选择照海、太溪、三阴穴，每日按摩，可以防止或减轻燥邪伤津所造成的"干"。

　　照海穴位于足内侧，内踝尖下方凹陷处。每天按摩2~3次，具有滋补肾阴的作用。

　　主治：咽喉干燥、失眠、目赤肿痛、月经不调、痛经等。

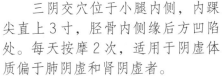

　　太溪穴位于足内侧，内踝后方与脚跟骨筋腱之间的凹陷处，此穴位是足少阴肾经的主要穴位之一。每天按摩2~3次，具有补肾滋阴的作用，尤其适用于阴虚体质者。

　　主治：咳嗽、气喘、胸痛、咳血、消渴、头痛目眩、咽喉肿痛、牙痛、耳鸣、失眠等。

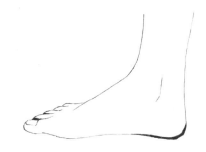

　　三阴交穴位于小腿内侧，内踝尖直上3寸，胫骨内侧缘后方凹陷处。每天按摩2次，适用于阴虚体质偏于肺阴虚和肾阴虚者。

　　主治：失眠、腹痛、肠鸣、腹胀、泄泻、便溏、月经不调、崩漏、带下、不孕、阳痿、遗尿等。

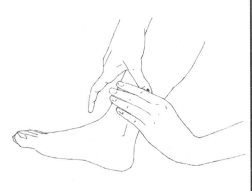

防"热"三穴：合谷、曲池、液门

选择合谷、曲池、液门穴，每日按摩，可以防止或减轻燥邪所造成的"热"象。

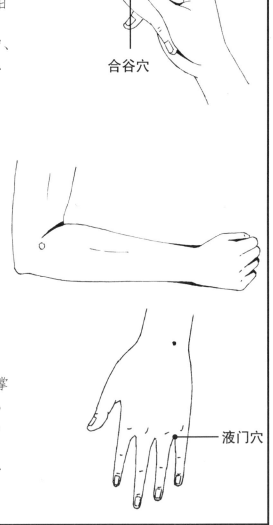

合谷穴位置在一手的拇指第一个关节横纹正对另一手的虎口边，拇指屈曲按下，指尖所指处。每日按压，不拘次数。

主治：牙疼、耳鸣、眼睛红肿、鼻出血、头痛、咽喉肿痛、便秘、发热、口干等。

合谷穴

曲池穴位于肘横纹外侧端，屈肘，横纹尽处。每天按摩 2~3 次。

主治：咽喉肿痛、牙痛、目赤肿痛、上肢不遂、手臂肿痛等。

液门穴在手背部，微握拳，掌心向下，在第四、五指间缝纹端。每日按压，不拘次数。可清头目，利三焦，通络止痛。

主治：头痛、咽喉炎、耳疾、齿龈炎、口干舌燥、夜间口渴等。

液门穴

治"咳"三穴：膻中、天突、太渊

选择膻中、天突、太渊穴，每日按摩，可以防止或减轻燥邪伤肺所造成的"咳"。

膻中穴位于两乳头之间，胸骨中线上，平第四肋间隙，每天按摩2次，能理气止痛、生津增液。

主治：胸闷、气短、咳喘、心胸痛、心悸、产妇乳少、支气管哮喘、支气管炎。

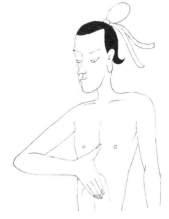

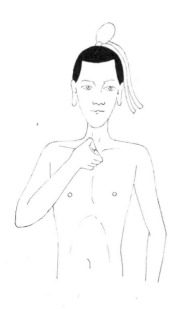

天突穴位于颈部当前正中线上，胸骨上窝中央。每天按摩2次，能宣通肺气、消痰止咳。

主治：哮喘、支气管炎、咳嗽，咽喉肿痛、梅核气等。

太渊穴位于腕掌侧横纹桡侧，桡动脉外侧缘。每日按压，不拘次数。能止咳化痰，通调血脉。

主治：咳嗽、气喘、咳血、胸痛、咽喉肿痛。

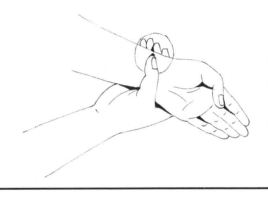

疏通膀胱经，肩背不再疼痛

　　立秋之后凉风起，湿与风合伙肆虐，容易使经筋阻痹，从而导致肩背疼痛、肢体关节沉重等症。尤其在江南和四川盆地等地方，立秋时节湿邪仍盛，易侵入身体，出现"湿痹""着痹"。

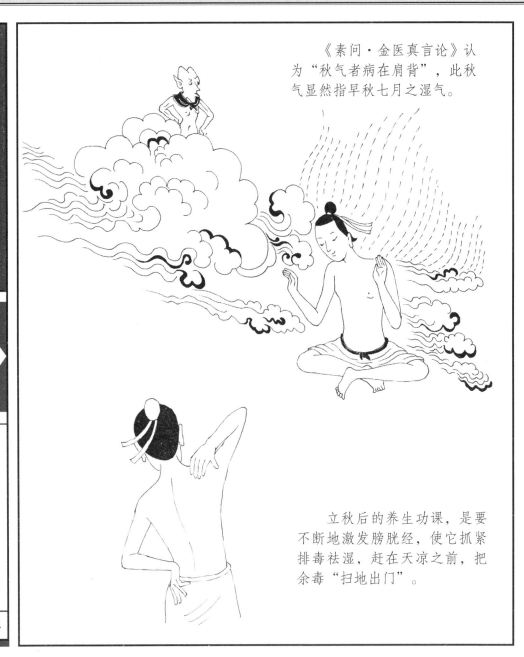

《素问·金医真言论》认为"秋气者病在肩背"，此秋气显然指早秋七月之湿气。

　　立秋后的养生功课，是要不断地激发膀胱经，使它抓紧排毒祛湿，赶在天凉之前，把余毒"扫地出门"。

中医解读膀胱经

古人将膀胱经喻为人体的藩篱，说它是抵御人体外邪的天然屏障。既然是屏障，风寒之邪也最易自此侵入人体。一旦膀胱经气血堵塞，最常见的症状是颈项不舒、肩背疼痛，还会出现腰背肌肉胀痛、腰膝酸软、静脉曲张、尿频尿多等症状。

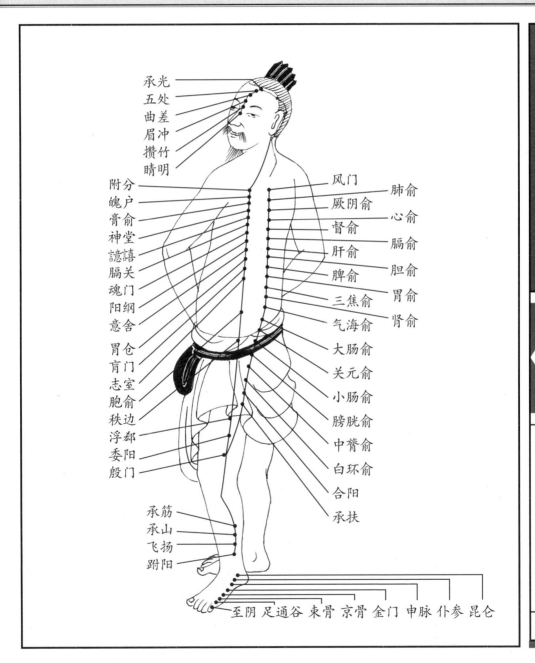

膀胱经输送阳气供养五脏

　　膀胱经是十二正经中阳气最足的经络，有人体"小太阳"之称。人体内的阳气主要通过它来传输。

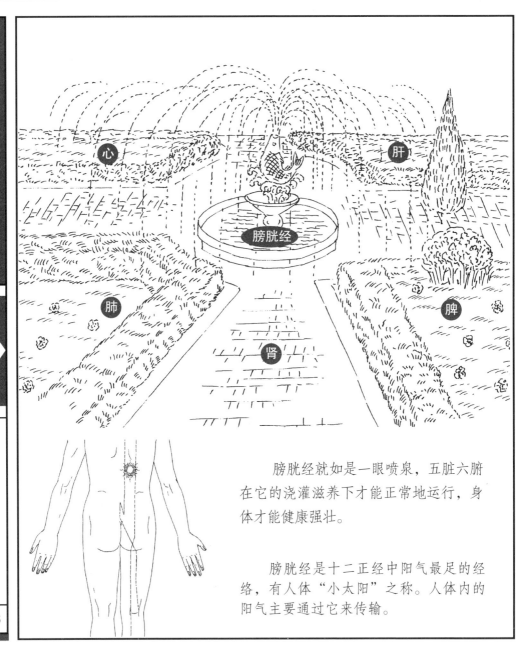

心　肝　膀胱经　肺　脾　肾

　　膀胱经就如是一眼喷泉，五脏六腑在它的浇灌滋养下才能正常地运行，身体才能健康强壮。

　　膀胱经是十二正经中阳气最足的经络，有人体"小太阳"之称。人体内的阳气主要通过它来传输。

膀胱经病变

　　如果膀胱经出现问题，往往容易引发风湿性关节炎。因为膀胱经从头到足，几乎贯穿了整个人体。如果发生问题，就会通过这些关节部位反映出来。因为膀胱经是人体阳气的仓库，负责源源不断地向身体输送阳气，以保证各"部门"的正常运行。一旦出现问题，阴阳失衡，受到邪气侵入，风湿病便产生了。

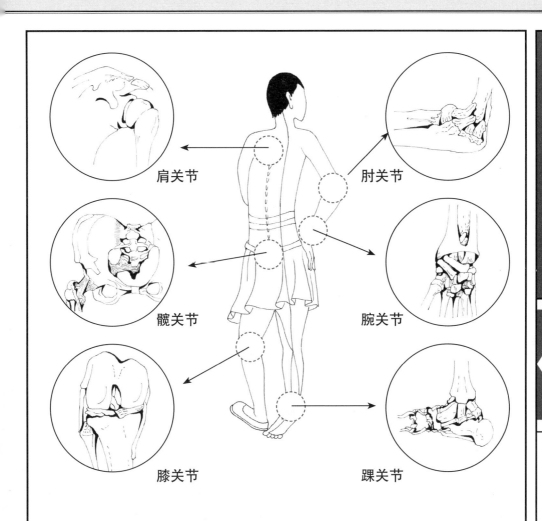

肩关节

肘关节

髋关节

腕关节

膝关节

踝关节

　　膀胱经病变，则易导致体内血液循环不畅，而体内的营养物质大部分随着血液输送到全身，如此，身体的一些部位得不到充足的营养来滋养，则容易导致局部组织的病症，像肌肉萎缩、关节炎症等。血流不畅还易产生痰浊和瘀血。这些痰浊和瘀血容易堆积在一些关节处，引发炎症，这也是风湿性关节炎症难以根治的原因所在。

膀胱经锻炼有法

1.用拳头或小保健槌沿着背部和腿部的膀胱经循行线路敲打，先由下往上，再由上往下。此法可以促进膀胱经内气血流通，舒筋活络。

2.按摩足底的涌泉穴，此法能提升全身的阳气，强壮肾脏。

3.热敷疗法治风湿。

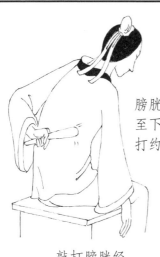

用保健槌沿着膀胱经的走向从上至下敲打，每次敲打约15分钟。

敲打膀胱经

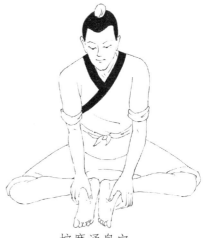

按摩涌泉穴

配方

乌附片、白芥子、生川、草乌、当归、丹参各30克，生麻黄、干姜各15克，桂枝、木通各12克，白芍20克，细辛、乳香、没药各10克，三七5克，麝香0.5克，虎力散4支，马钱子散2包，葱白4根，白酒适量。

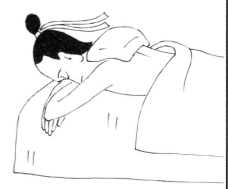

热敷疗法治风湿

制用法

1.除麝香外，其他中药同研末，将马钱子散和虎力散放入。

2.将葱白捣烂均匀调和，再加入白酒，调成稀糊状，入锅内炒热至不灼伤皮肤为度。

3.入麝香和匀，以约0.5cm厚度摊于辅料上，趁热敷于患处，外以绷带固定。晚上敷上，第二天早上可取下。经常热敷疗效不错。

膀胱经气血充盈与人的精神状态

　　如果体内阳气虚弱，经络又不畅，则人就容易疲劳，无神采，易犯困。膀胱经里的阳气充足，经络又通畅，则人看起来就神采奕奕，精神百倍。

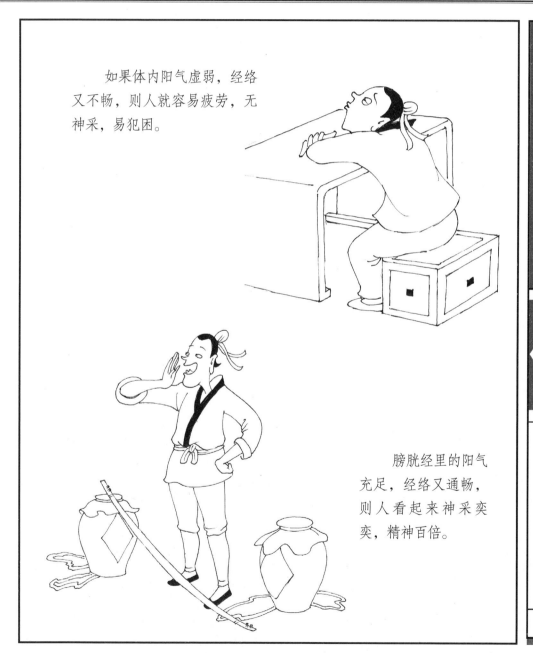

如果体内阳气虚弱，经络又不畅，则人就容易疲劳，无神采，易犯困。

膀胱经里的阳气充足，经络又通畅，则人看起来神采奕奕，精神百倍。

遭遇"秋老虎"，体弱者防"阴暑"

　　尽管立秋后天气尚热，但阳气已经开始收敛，阴气已慢慢增加了。只是由于末伏还没有过去，往往还会有"秋老虎"的余威，呈现出早晚温差加大，冷热交互出现的特点，往往白天天气炎热，而一早一晚却比较凉爽，民间对此有"早上立了秋，晚上凉飕飕"一说。

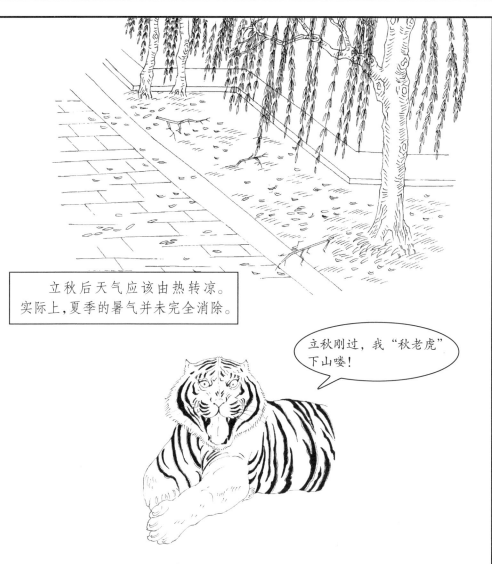

　　立秋后天气应该由热转凉。实际上，夏季的暑气并未完全消除。

　　立秋刚过，我"秋老虎"下山喽！

　　一般来说，立秋意味着炎热的夏天即将过去，凉爽的秋天即将来临。但通常立秋之后的二十四天仍然炎热，又被称作"二十四个秋老虎"。一旦"秋老虎"横行，几乎要到9月下旬的秋分节气，天气才会凉快下来。

何为阴暑

　　阴暑指夏季因气候炎热而吹风纳凉，或饮冷无度，中气内虚，以致暑热与风寒之邪乘虚侵袭而为病。是由于静而得之，故名"阴暑"。

　　阴暑，中医学认为是"静而得之"，"避暑乘凉得之"。

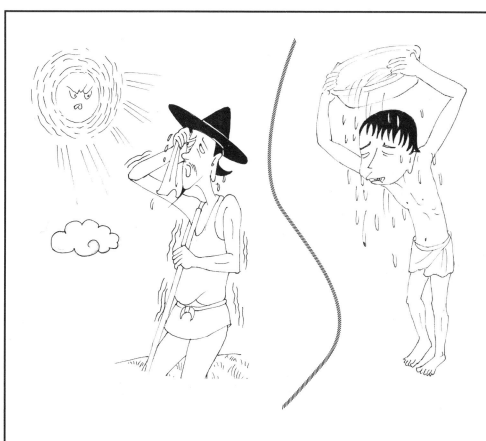

阳暑

　　热衰竭，在太阳底下晒太久。

阴暑

　　冷热差距太大，又称热伤风。

　　阴暑主要症状有腹痛腹泻、全身酸痛、恶心、高热等。此症多因天气变化无常，例如，前半夜凉爽宜人，后半夜则寒邪下注，室内暑湿上蒸。两者相交在一起，寒湿之邪便常常同时侵袭人体所致。

　　此外，运动劳作后立即用冷水浇头冲身，或立即快速饮进大量冷开水或冰镇饮料，或睡眠时被电扇强风对吹，也会引发阴暑。

湿热气候，注意消暑防热

立秋后是人体阳消阴长的时期，因此，秋季养生极其重要。

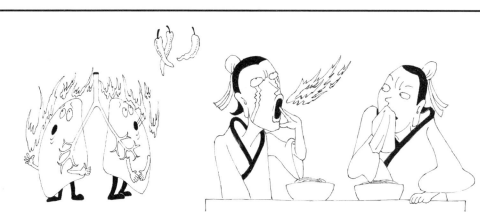

在饮食起居方面，古人认为"秋天宜收不宜散""秋不食辛辣""秋不食肺"。还要"早卧早起，与鸡俱兴"，即早卧以顺应阳气之收敛，早起为使肺气得以舒展，这样才合乎秋季养生之道。

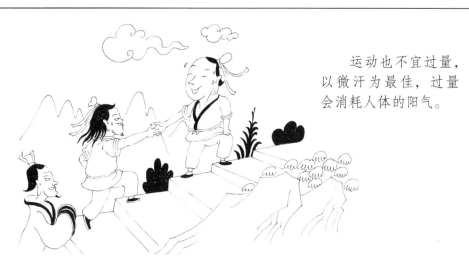

运动也不宜过量，以微汗为最佳，过量会消耗人体的阳气。

爱运动的人更要顺应秋天的天时。晨起运动最好随着太阳升起而运动，可选择慢跑、太极、爬山等。晚上运动的人运动时间尽量不要太晚。中午的时候就该少运动以及外出，因为容易暴晒至中暑。

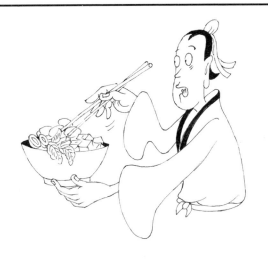

在饮食上，要注意不宜过于吃寒凉食物，最好是吃当季的果蔬，如苦瓜、葡萄等。防暑降温时，可多补充水分，最好喝温开水，忌喝凉水或者冰饮，尤其是寒性体质的女性。

一场秋雨一场寒，立秋后每降一次雨，气温就下降一些。经历了炎热夏季，微凉的气候很招人喜爱，但出门的时候最好常备一把雨伞，以免因为淋了秋雨而着凉。

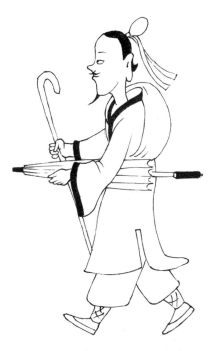

立秋后，早晚气温变化大，要注意衣服的添加。而且，立秋后是感冒的高发期，大多患者都是忽视了秋后的凉意。

立秋胃口开，食补要讲究

立秋之时不宜进食羊肉等大热食物，而应根据中医四季五补的原则来进行滋补。立秋之际属于四时中的长夏，应以淡补为主。所谓"淡补"，是指补而不腻，要适当食用一些具有健脾、清热、利湿功效的食物或药物。

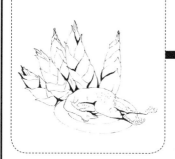

冬笋煲乌鸡固精安神

西洋参10克，乌鸡1只，冬笋150克，料酒、葱、姜、盐、鲜汤各适量。

将乌鸡洗净剁块，用料酒腌15分钟，用沸水烫去血沫；西洋参用温水泡软切片；葱、生姜洗净拍松；将冬笋切花叶形。将乌鸡块、冬笋片、料酒、盐、葱、生姜、西洋参、鲜汤入压力锅，上火烧沸后10分钟取出，放入容器中，并倒入适量原汤，再蒸10分钟即可。

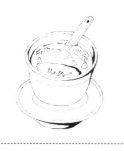

**木瓜花生排骨汤
清暑解热，润肠通便**

鲜木瓜半个（250克），鲜猪排250克，花生仁50克，姜1片，盐适量。

将鲜木瓜洗净去皮除核，切成粗块备用；花生仁用清水洗净杂质，鲜猪排以清水洗净血污，剁成粗块，并用盐拌匀。然后将上述汤料同时放进汤煲内，加适量清水，先用大火，后用小火煲煮，煮至花生仁熟透变软。

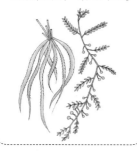

**天冬萝卜汤
咳嗽祛痰，消食轻身**

白萝卜300克，火腿肠150克，天冬15克，葱花、盐、味精、胡椒粉、鸡汤各适量。

将天冬切成小薄片，加约2杯水，以中火煎至1杯量时，用布滤过，留汁备用。火腿切成长条形薄片，萝卜切丝，锅内放鸡汤500毫升，将火腿片先下锅煮，煮沸后即将萝卜丝放入。并将煮好的天冬药汁加入，盖锅煮沸后，加盐调味，再稍煮片刻即可，食前可加葱花、胡椒粉和味精调味。

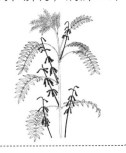

黄芪红茶
调和脾胃，润肺生津

黄芪15克，红茶3克。
将黄芪放入锅中，加入适量清水煮约15分钟，再放入红茶3克一起煮约5分钟，即可饮用。对脾胃虚弱，自汗盗汗，元气不足有很好的疗效。

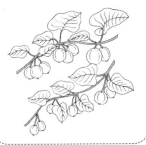

清热润肺生津茶
滋阴补肾，健脾利湿

罗汉果1个。
将罗汉果切碎，用沸水冲泡，饮汁。罗汉果味甘、辛性温，有清肺润喉的功效。常用于治疗咽痛咽痒，干燥不适及痰热咳嗽。

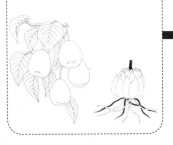

润肺雪梨膏
滋阴补肾，健脾利湿

雪梨500克，百合250克，蜂蜜250克。
雪梨洗净去皮心，加入百合，拌匀，隔水炖至成膏状，放凉后加入蜂蜜即可。每次取2~3匙，冲服。常服对慢性呼吸道疾病有显著效果。另常觉口干舌燥者亦宜。雪梨性味清凉甘甜，入肺、胃经。但是，脾虚便溏及寒嗽者忌食。

如何正确地贴秋膘

"秋膘"顾名思义，那就是"秋天的肥肉"。按照传统的说法，夏季大家都吃不下、睡不好，体重难免要掉；等过了立秋，赶紧炖肉进补，想办法把夏天掉的肉给补回来。

贴秋膘不只是长肥肉，其实贴法正确能胖也能瘦。

"贴秋膘"并不等于大鱼大肉、胡吃海塞。

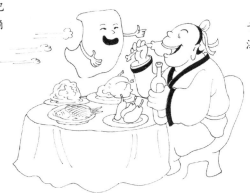

"贴秋膘"就只是长肥肉吗？在过去人们一年忙到头，到了秋冬季，"秋收冬藏"，所以讲究秋冬进补，贴秋膘以增强体质，一则好过冬，二则为来年打好基础。

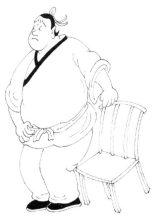

体型肥胖者虽体重偏高，体质却虚，一动就气喘吁吁，变天就伤风感冒。这就属于虚证。

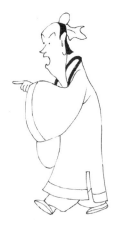

体型肥胖者，秋冬进补，贴秋膘也就是以补气血为主，而不是增体重。在给虚胖者补气血同时，还能祛湿、祛痰。这种补法，不增重反而还可能减重。以此表明秋冬补得很有效。进补下来，他们还能变瘦。

运动也是贴秋膘的一种好妙招

秋冬季节进补最重要的是得让人变"结实"，而不是单纯增重。在一些专家们看来，运动同样也是秋冬进补好帮手。从现代医学的角度来看，科学运动增强体质，促进新陈代谢。

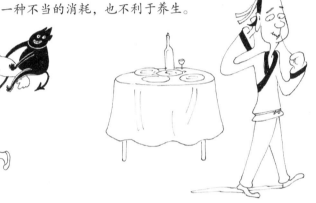

但是如果运动过度，对于身体来说是一种不当的消耗，也不利于养生。

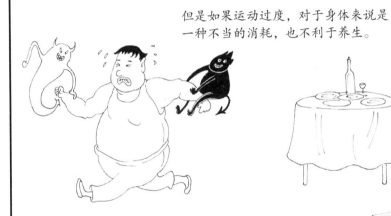

对于体重偏重的人来说，科学饮食配合运动，可以有效减重，体质也会增强。

对于体重偏轻的人来说，运动配合饮食反而可以增重，而且增加的体重以肌肉为主。

其实适当运动也是"进补"

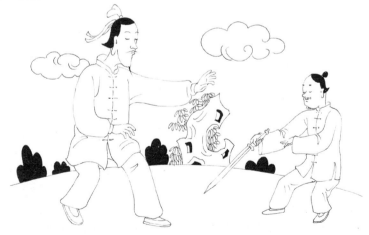

适当的运动能让血脉通行更加顺畅，人体精血更为充足，对身体有所"补益"。因此，"秋收冬藏"虽然讲究收和藏，却不拒绝科学的运动，只要注意，一别过量，二要避开极端天气就可以了。

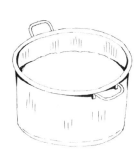

秋冬适当饮浓汤又暖和，又能进补，但如果是本身有代谢综合征的人，不管你体重高低，都应该多喝一些祛脂的清汤。

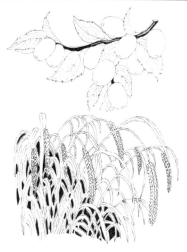

红枣、桂圆、小米粥这类进补佳品，不宜糖尿病和肥胖者食用。

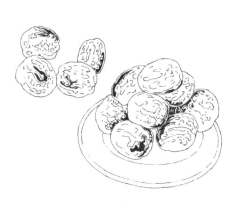

坚果营养丰富，黑芝麻、核桃、花生也都是很适宜的营养补充品，熬粥时放点最佳，但如果血脂、血糖偏高，就不宜食用。

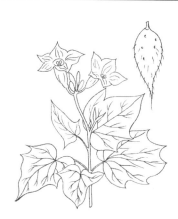

红薯虽然是粗粮，但不适宜糖尿病人群。山药健脾补肾之余，还能替代一部分主食，对于糖尿病患者来说更合适。

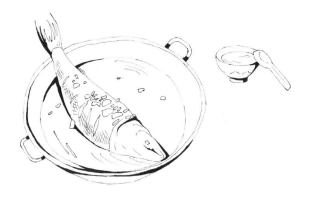

　　秋冬可经常吃鱼。鱼肉蛋白质含量高、脂肪含量低，有利于保持体重。秋季的鲢鱼、鲑鱼肉质都非常鲜美。

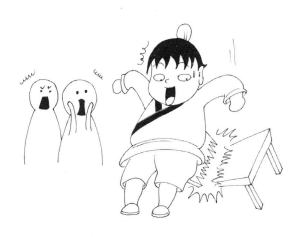

　　体重过高的人秋冬季肯定不能再长肉，但也不能摄入过少，每日仍需保证基本的能量和营养素摄入，然后科学减重，否则不利于健康过冬。

当心秋膘贴出病

经历了闷热的三伏天，立秋天气一转凉，许多高油高脂食物便成了很多人"贴膘"的最爱。殊不知，如此油腻的"贴秋膘法"可能会贴出一些病。

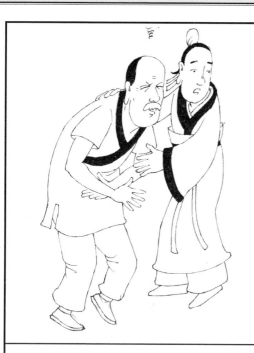

肠胃疾病。夏天温度高、湿度大，易引起肠胃不适，因此有"暑湿困脾"之说。一入秋就大量进补肉食会加重肠胃负担，易致消化功能紊乱，出现腹泻、胃胀等症状。

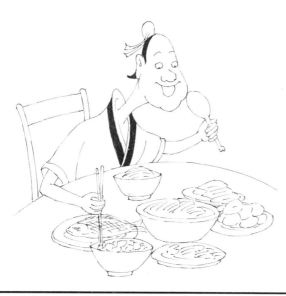

心脑血管疾病。对于有高血压、高血脂、动脉硬化等基础疾病的人来说，短时间集中吃高油高脂、肥甘厚味的食物更危险，容易引发心脑血管疾病。饮食还应坚持以清淡为主。

秋天是消化道疾病的高发期，频繁吃肥甘厚味之物会让脆弱的肠胃"雪上加霜"。这时最该做的是给肠胃一个调整适应期，尽量少吃高油高脂食物。

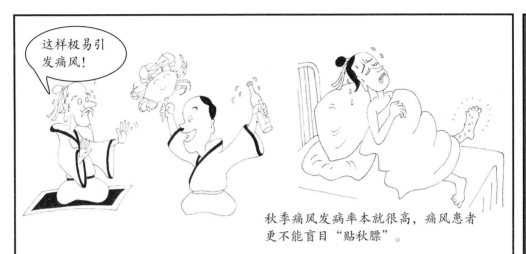

这样极易引发痛风！

秋季痛风发病率本就很高，痛风患者更不能盲目"贴秋膘"。

　　痛风。由于嘌呤代谢紊乱，血尿酸增高，造成尿酸结晶沉积在关节及皮下组织而导致的疾病。"贴秋膘"时难免会摄入不少动物内脏、海鲜等含嘌呤较多的食物，加之活动少、肥胖等因素，就容易引发痛风。

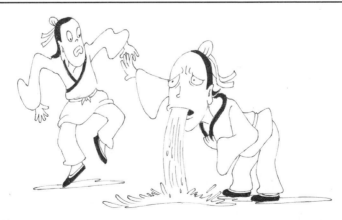

　　急性胰腺炎。高脂饮食和大量酒精摄入会导致胰腺分泌过度旺盛，还可以引起十二指肠乳头水肿与胆胰壶腹括约肌痉挛等，继而出现胰液排泄障碍。胰腺及其周围组织被胰液自身消化，引起严重的化学性炎症，主要表现为急性剧烈腹痛、发热、恶心呕吐等。

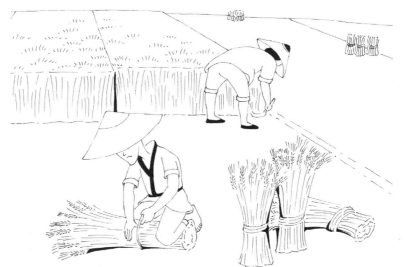

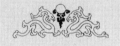

第三章

处暑节气话养生

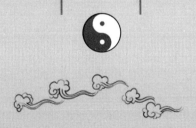

处暑节气思维导图

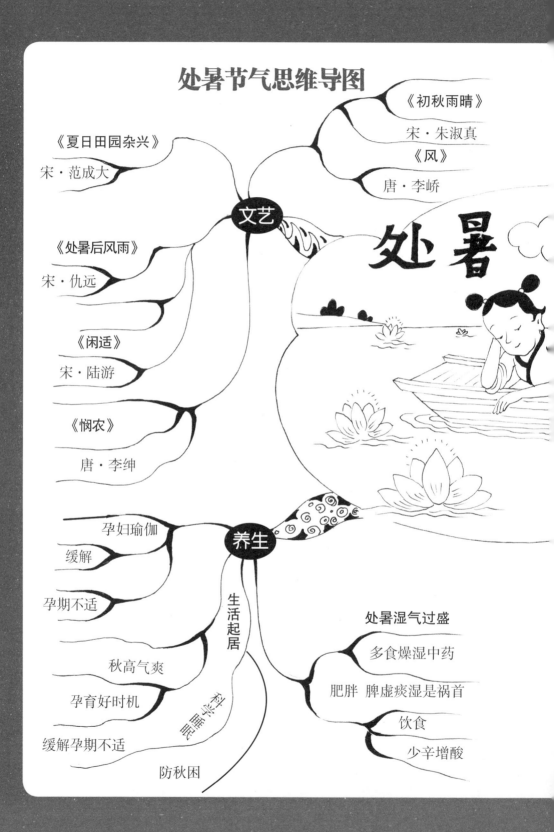

《夏日田园杂兴》
宋·范成大

《处暑后风雨》
宋·仇远

《闲适》
宋·陆游

《悯农》
唐·李绅

《初秋雨晴》
宋·朱淑真
《风》
唐·李峤

文艺

处暑

孕妇瑜伽

缓解

孕期不适

秋高气爽

孕育好时机

缓解孕期不适

防秋困

养生

生活起居

科学睡眠

处暑湿气过盛

多食燥湿中药

肥胖 脾虚痰湿是祸首

饮食

少辛增酸

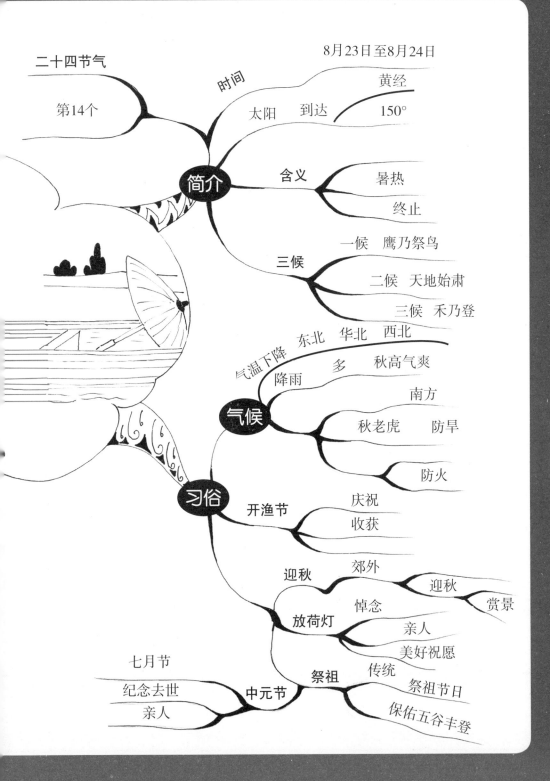

二十四节气

第14个

时间

8月23日至8月24日

太阳 到达 黄经 150°

简介

含义 暑热

终止

三候 一候 鹰乃祭鸟

二候 天地始肃

三候 禾乃登

气候

气温下降 东北 华北 西北

降雨 多 秋高气爽

南方

秋老虎 防旱

防火

习俗

开渔节 庆祝

收获

迎秋 郊外 迎秋

赏景

放荷灯 悼念

亲人

美好祝愿

祭祖 传统 祭祖节日

七月节 保佑五谷丰登

纪念去世 中元节

亲人

处暑节气要知晓

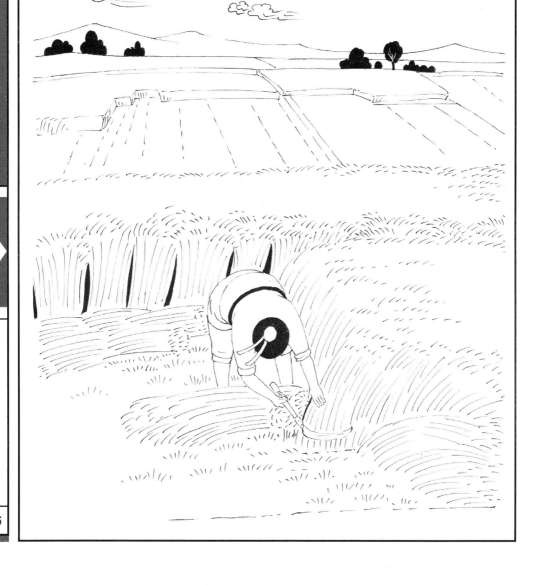

星象物候

暑气终止，天气转凉

    每年的8月23日或24日，太阳到达黄经150°时，即为处暑。处暑当晚七点，仰望星空，北斗七星的斗柄指向西南偏西，即240°处，古人称为申的方向。按农历的安排七月为建申之月。处暑属于中气，必在七月。

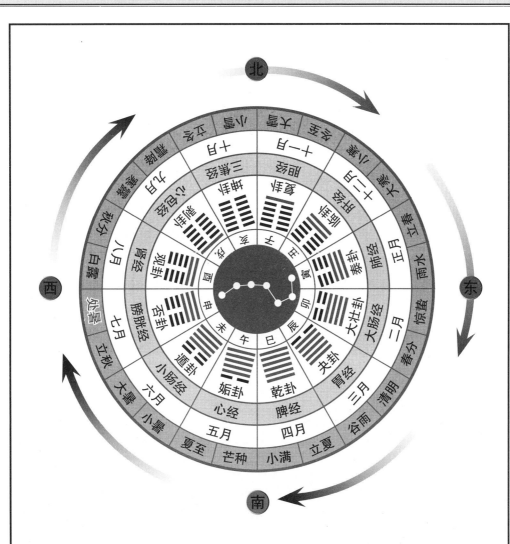

    处暑既不同于小暑、大暑，也不同于小寒、大寒节气，它是代表气温由炎热向寒冷过渡的节气。节令到了处暑，气温逐渐下降。正如民间谚语所说"立秋处暑天气凉""处暑热不来"。

第三章 处暑节气话养生

处暑三候

一候鹰乃祭鸟，二候天地始肃，三候禾乃登。

一候鹰乃祭鸟

这时大地上的鸟类更多了，为鹰捕食提供了更多的机会，于是老鹰将捕到但是吃不完的鸟放到地上，就像是在祭祀。

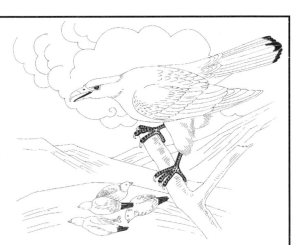

二候天地始肃

二候就是说田间的农作物，此时气温下降，于是草木开始发黄，顿时觉得出现了肃杀之气，于是称二候为"天地始肃"。

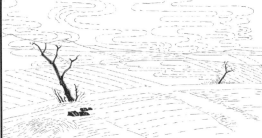

三候禾乃登

三候时，田间的农作物到了收割的阶段，于是人们就开始忙碌收获，所以说"三候禾乃登"。

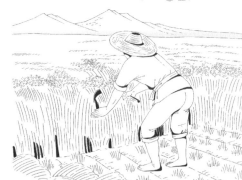

处暑后风雨

宋·仇远

疾风驱急雨，残暑扫除空。

因识炎凉态，都来顷刻中。

纸窗嫌有隙，纨扇笑无功。

儿读秋声赋，令人忆醉翁。

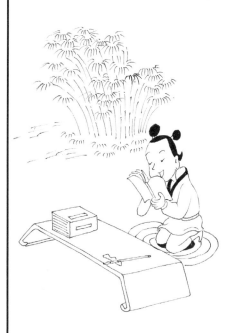
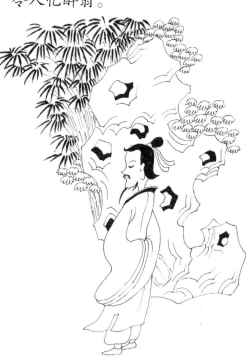

一场风雨顿时将炎热的暑气一扫而光，清风透过窗户的缝隙，再也不用手中的扇子了。孩童朗声诵读诗歌，身临其境让人久久不能忘怀。

闲适

宋·陆游

四时俱可喜，最好新秋时。

柴门傍野水，邻叟闲相期。

一年四季每个季节都有自己的可爱之处，但诗人最喜欢的还是初秋时节。伴随着山水，和邻里见面长谈，怡然自得的画面感油然而生。

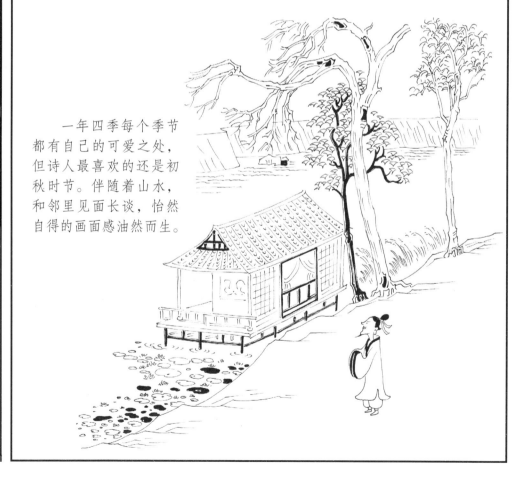

悯农

唐·李绅

春种一粒粟，秋收万颗子。
四海无闲田，农夫犹饿死。

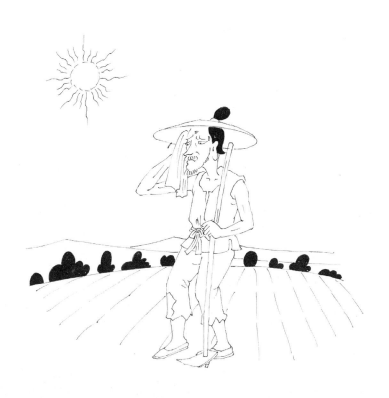

　　春天播种下一粒种子，到了秋天就可以收获很多的粮食。天下没有一块不被耕作的田，可仍然有种田的农夫饿死。

风

唐·李峤

解落三秋叶，能开二月花。

过江千尺浪，入竹万竿斜。

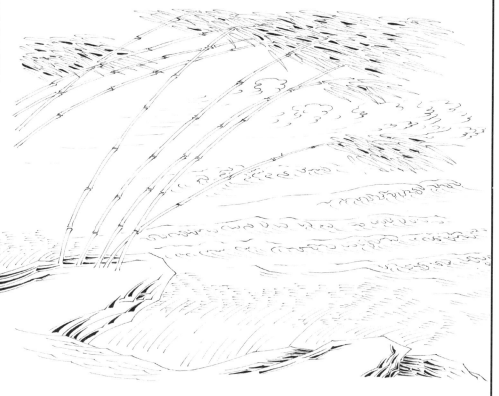

吹落秋天的落叶，能让二月的花开放。过江打起千尺高的大浪，吹入竹林万竿竹枝被吹斜。

初秋雨晴

宋·朱淑真

雨后风凉暑气收，庭梧叶叶报初秋。

浮云尽逐黄昏去，楼角新蟾挂玉钩。

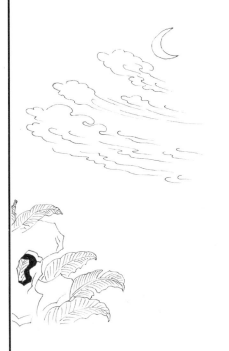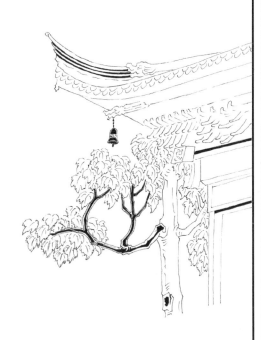

雨后，天气凉爽，暑气渐收，庭中的梧桐，枝枝叶叶都在诉说着初秋来了。
初秋时节，秋高气爽，没有了暑日炎炎，多的是一份清凉与自在。

夏日田园杂兴

宋·范成大

昼出耘田夜绩麻，村庄儿女各当家。

童孙未解供耕织，也傍桑阴学种瓜。

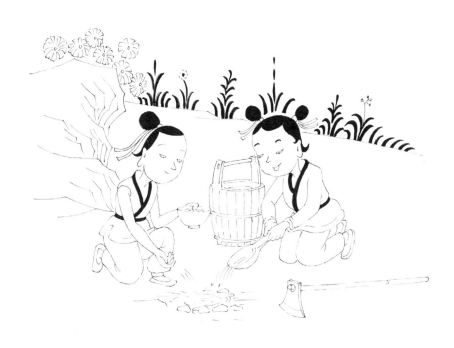

白天在田里锄草，夜晚在家中搓麻，村中男男女女各有各的家务劳动。小孩子虽然不会耕田织布，也在那桑树荫下学着种瓜。

天气篇

威风不减秋老虎

　　处暑节气，天气渐凉，备受酷暑煎熬的人们喜笑颜开。宋代诗人陆游的诗句"四野俱可喜，最好金秋时"，就是赞美秋高气爽的。人们从闷热的夏天解放出来，心情为之一振，外出郊游，心旷神怡。

　　金秋实在太美好了，于是人们把欢乐的晚年也常叫作金秋的年华。

　　秋高气爽时，高气压控制，气温降低，湿度减少，凉爽宜人。可是，实际情况并非年年如此。

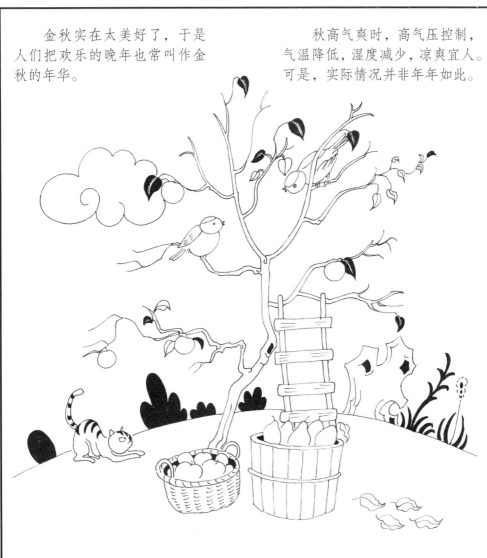

　　"秋老虎"天气源于我国南方，指立秋以后出现35℃以上的持续性高温。北方则多采用32℃以上这一标准。"秋老虎"天气的原因是副热带高压又杀了回马枪，于是又热又闷的天气跟着来了。

在华西，例如渭水流域、汉水流域、四川东部、云南东部等，秋季的降水量一般比春季多，降水量仅次于夏季，形成一年中的第二个高峰。水文学家常将其称为秋汛。秋雨下起来没完没了，令人厌烦，因此也常叫作秋霖。

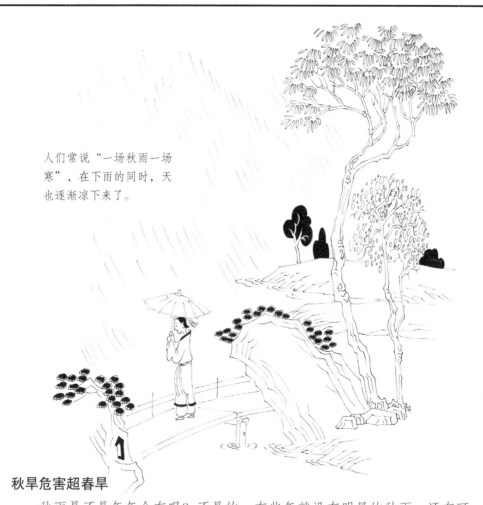

人们常说"一场秋雨一场寒"，在下雨的同时，天也逐渐凉下来了。

秋旱危害超春旱

秋雨是不是年年会有呢？不是的。有些年就没有明显的秋雨，还有可能发生秋旱。秋雨多发生在华西、华中和华南。有时夏天干旱，秋天又干旱，就叫作夏秋连旱。秋旱使夏天播种的作物和某些晚熟的春播作物不能正常灌浆成熟，延误秋播作物的播种和出苗。在西北和华北地区，秋旱还会使土壤水分不足，影响来年收成。谚语说："春旱不算旱，夏旱减一半，秋旱连根烂。"可见，秋旱的危害是超过春旱和夏旱的。

农时篇
处暑三日抢种田

处暑既是一个播种的节气，又是一个收获的季节。谚语说："处暑三日抢种田，旱种荞麦莫偷闲。""处暑萝卜白露菜，不到秋分不种麦。"

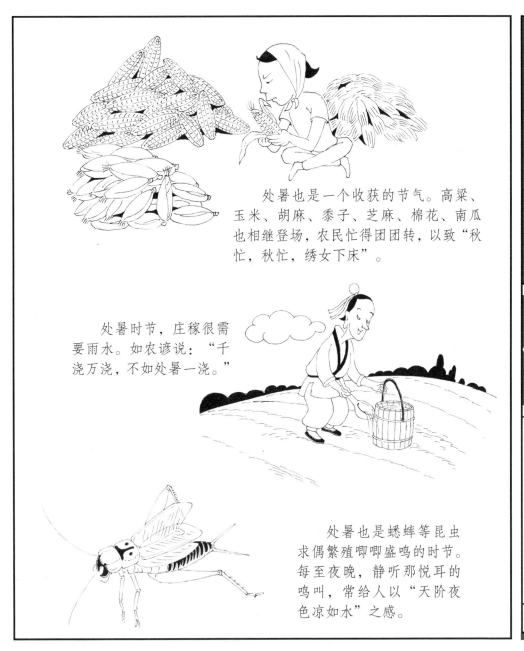

处暑也是一个收获的节气。高粱、玉米、胡麻、黍子、芝麻、棉花、南瓜也相继登场，农民忙得团团转，以致"秋忙，秋忙，绣女下床"。

处暑时节，庄稼很需要雨水。如农谚说："千浇万浇，不如处暑一浇。"

处暑也是蟋蟀等昆虫求偶繁殖唧唧盛鸣的时节。每至夜晚，静听那悦耳的鸣叫，常给人以"天阶夜色凉如水"之感。

处暑主要民俗

放河灯

　　放河灯，也常写为"放荷灯"，是华夏民族传统的习俗，用以对逝去亲人的悼念，对活着的人们祝福。

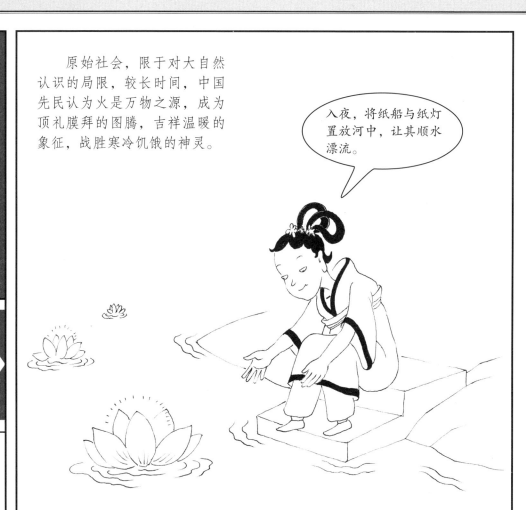

　　原始社会，限于对大自然认识的局限，较长时间，中国先民认为火是万物之源，成为顶礼膜拜的图腾，吉祥温暖的象征，战胜寒冷饥饿的神灵。

入夜，将纸船与纸灯置放河中，让其顺水漂流。

　　渔猎时代，人们驾舟出海下湖为免风暴肆虐，在过危礁险滩或风大浪高时，用木板编竹为小船，放祭品点上蜡烛，彩纸作帆及灯笼放水中任其漂流，向海神祈保平安。

　　春秋时代的《诗经》，记载了秦洧两水秉烛招魂续魄、执兰除凶的民俗。

东汉时期，蔡伦改良造纸术后，生意兴隆，为此赚了不少钱。他的嫂子慧娘就要蔡莫也去和蔡伦学造纸。但是蔡莫的工夫还没到家就急忙自己开了家造纸店。结果造出来的纸品质低劣，无人问津，夫妻俩就对着一屋子的纸张发愁。最后，慧娘想出了一条妙计。

某天晚上，邻居们忽然听到蔡莫家有人号啕大哭。大家前来询问，才知道慧娘暴毙了。第二天清晨，蔡莫当着邻居的面，在棺材前一边哭诉，一边烧纸。烧着烧着，忽然听到慧娘在棺材里叫着："开门，快开门，我回来了"。众人都惊呆了，好一会儿，邻居才鼓起勇气打开棺盖。慧娘坐了起来并告诉邻居，她死后到了阴间，阎王让她推磨受苦。因为蔡莫烧给她很多纸钱，所以小鬼们都争着为她推磨。她又把钱交给阎王，阎王就放她回来了。

蔡莫故意地问："我没有给你送钱啊？"慧娘指着燃烧的火堆说："阴间是以纸当钱的。"蔡莫听了，马上又抱来两大捆纸来烧，说是让阴间的爹娘少受点苦。邻居见状，发觉纸钱有这么大的用处，于是个个都掏钱来买纸。消息传开后，不到几天，蔡莫家的纸全都卖光了。由于慧娘还阳的这天是农历七月十五日，因此每逢这一天，人们都会给祖先焚香烧纸。

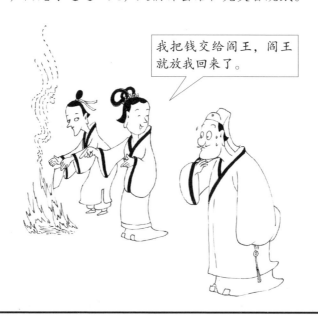

我把钱交给阎王，阎王就放我回来了。

迎秋

　　处暑之后，秋意渐浓，正是人们畅游郊野迎秋赏景的好时节。

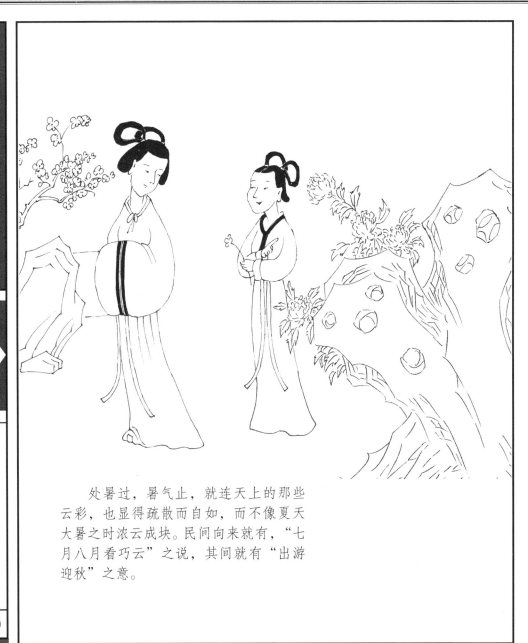

　　处暑过，暑气止，就连天上的那些云彩，也显得疏散而自如，而不像夏天大暑之时浓云成块。民间向来就有，"七月八月看巧云"之说，其间就有"出游迎秋"之意。

开渔节

对丁沿海的渔民来说，处暑以后，是渔业收获的一个大好时节，每年处暑节气，在浙江省沿海一带，都要举行一年一度的隆重的开渔节。

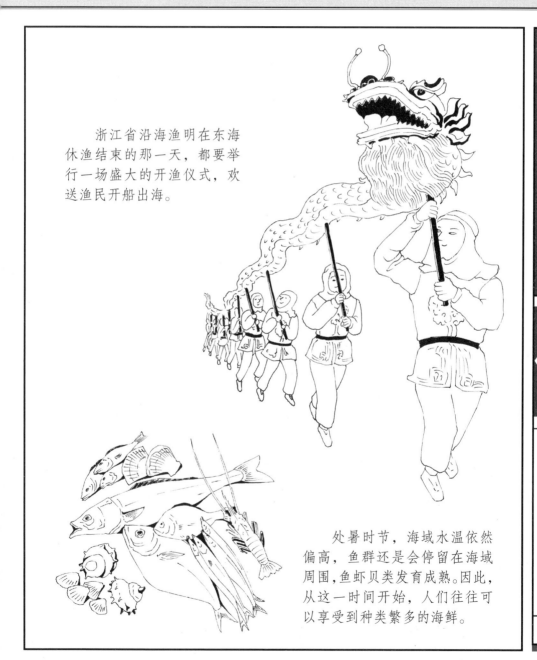

浙江省沿海渔明在东海休渔结束的那一天，都要举行一场盛大的开渔仪式，欢送渔民开船出海。

处暑时节，海域水温依然偏高，鱼群还是会停留在海域周围，鱼虾贝类发育成熟。因此，从这一时间开始，人们往往可以享受到种类繁多的海鲜。

处暑养生大攻略

谷到处暑黄，祛除湿热保健康

早卧早起，科学睡眠防秋困

秋高气爽，孕育健康小宝宝

谷到处暑黄，祛除湿热保健康

俗话说，"谷到处暑黄，家家场中打稻忙。"在这个丰收的季节，如果把需要繁忙的工作看作是"战争"的话，那么，健康就相当于是兵马未动而需先行的"粮草"。

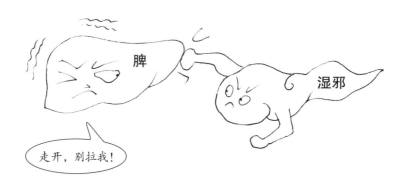

湿困脾阳，是因外湿影响脾阳的运化，脾脏本身无病，只因饮食或气候环境等外因引起水湿过重，脾困其中，阻碍运化功能。这种病症简单来讲就是脾虚是因为有湿，故治法应以燥湿利湿为主。

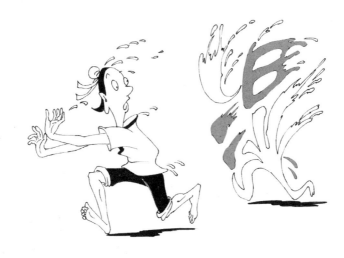

脾脏恶湿喜燥，无论是外因还是内因，都要以此为治法原则。

适合的食物：常吃山药、茯苓、薏仁，可以利水运湿。还可以服用一些燥湿的中药，陈皮、半夏、苍术、厚朴等，都可以化湿补脾。

处暑时节是脾气最旺盛的时期，如果体内湿气过盛，就容易损伤脾，而脾阳的虚弱也进一步助长了湿邪的侵入，从而造成中阴暑、腹泻、腹胀等肠胃疾病。面对这些健康问题，我们需要给予足够的重视，尽早将祛除湿热的工作提上日程。

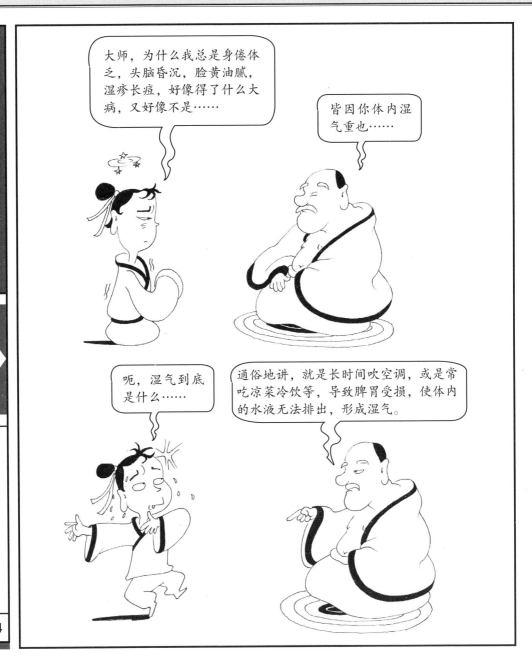

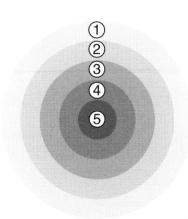

一级湿毒：在表皮
症状：皮肤瘙痒，湿疹，头脸油腻、长痘

二级湿毒：在肌肉
症状：如肩颈肥厚，酸困，腰酸，乏力

三级湿毒：在骨骼
症状：肩周炎，腰颈椎劳损，风湿关节炎

四级湿毒：在脏腑
症状：脾胃虚弱，便秘，多痰，妇科炎症

五级湿毒：肿瘤

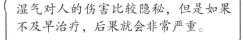

湿气对人的伤害比较隐秘，但是如果不及早治疗，后果就会非常严重。

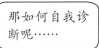

那如何自我诊断呢……

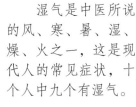

湿气是中医所说的风、寒、暑、湿、燥、火之一，这是现代人的常见症状，十个人中九个有湿气。

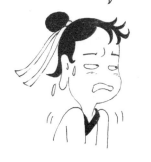

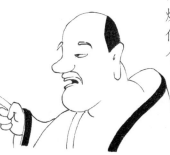

如何自我诊断，体内是否有湿气

　　"湿气"入侵的部位不同，则表现的情况也会不同，有以下2~3种情况，就可判断体内有湿气。

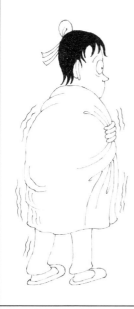

看全身。全身沉重、头重脚沉、起床时痰多，易虚肿、胸闷腹胀、手脚冰凉、冬天怕冷、手脚出汗、体味较大、全身黏滞。

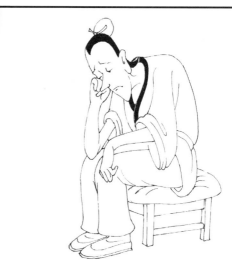

看性格。心情低沉压抑、烦闷或者急躁、易怒。

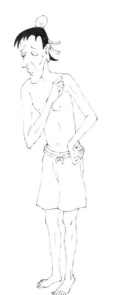

看体型。体型两极分化，很胖或很瘦。

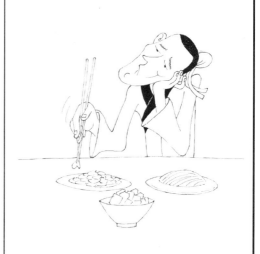

看口味。口黏发甜、食欲不振或口苦、口干。

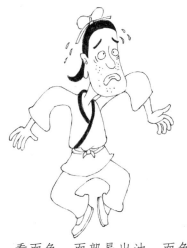

看面色。面部易出油，面色晦暗无光泽、眼睑下垂耷拉、易生粉刺，尤其是熬夜引起的长痘现象。

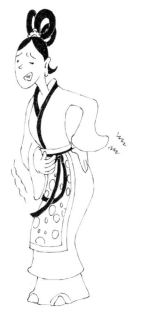

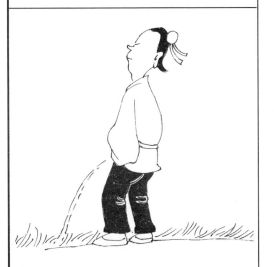

看小便。小便短少或者浑浊，有发热感、尿色发黄。

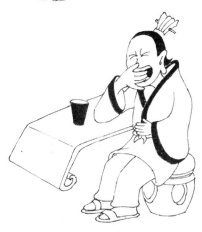

看私处。女性白带增多、清稀、小腹坠胀、色黄、外阴异味大、瘙痒。男性阴囊潮湿、瘙痒、湿软。

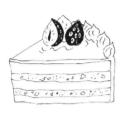

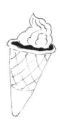

这些食物虽然能够解暑，但不宜吃得太多，以免导致体内寒气增多，从而导致湿气重的情况变得更加严重。

贪凉者。经常吃一些凉性食物的话，很容易导致阳气受损，从导致运水化谷的能力出现下降，久而久之，就会导致湿气加重的情况出现。

海鲜之类的食物也要少吃，寒气也比较重，尤其是一些孕妇，更要多加注意。

阴毒包括水毒、湿毒、脂毒、痰毒、瘀毒和气毒。

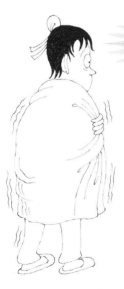

年长者。随着年龄的增长，人体内的阴气开始增加，阳气逐渐消退。体内积累的浊物就更多，即中医所说的"阴毒"。

居所潮湿。"湿"的本身其实是不会影响到人体健康的，然而如果超出人体所承受的程度，就容易变成一种最难缠的邪气，对身体影响很大。

肥胖，脾虚痰湿是祸首

中医学认为，脾虚痰湿是导致肥胖的罪魁祸首。要想摆脱肥胖的烦恼，首先必须弄清导致肥胖的原因。

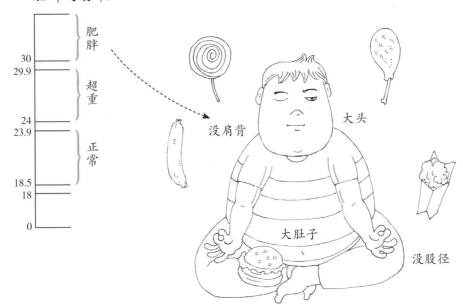

肥胖的标准

肥胖
30
29.9
超重
24
23.9
正常
18.5
18
0

没肩背
大头
大肚子
没股径

《黄帝内经》认为，坐下的时候很像一个"土"字，看起来头大面圆，肩背肥壮，肚子大而凸出，腿粗，全身肉多，这样的人算得上是肥胖之人。

 减肥妙方

山楂250克，干荷叶、浙贝母各100克，炙皂荚、生大黄、陈皮各50克，将以上中药一起研成细末，此为1个疗程剂量。每日取干药50克，用开水浸泡，取汁300毫升，早、晚各服1次，1个月为1个疗程。此方有健脾祛湿、润肠通便、清热解毒的功效，适用于脾虚痰重者。

白色食物显神通

　　白色食物富含蛋白质、维生素等10余种营养元素，不仅具有健脾祛湿、养阴防燥的功效，还能消除因气候的影响造成的情绪不宁。常见的白色食物有莲子、山药等。

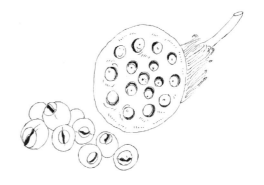

　　莲子：具有养心、清心火的功效，同时还能健脾补肾，涩精止带、滋补元气。但是，莲子稍有滞涩作用，身体比较瘦弱的人可以用，但是体内瘀滞者就不宜用了。

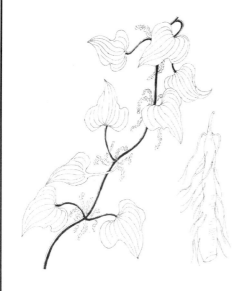

　　山药：既可作主粮又可作蔬菜，具有健脾、养胃和助消化的作用，被中医誉为"物美价廉的补虚佳品"现代医学研究表明，山药含有多种微量元素和消化酶，能保护胃壁，预防胃溃疡、胃炎的发生。

适当食用时令果蔬

　　为达到滋阴润肺的目的，处暑时节应多吃一些具有滋养阴液、生津润燥功效的时令果蔬。如新鲜的黄瓜、西红柿、冬瓜、梨、荸荠、甘蔗、大枣、银耳、百合、蜂蜜和汤、粥等。这些都是天然的润燥食物，搭配食用效果更佳。中药材中如白参、沙参、天冬、鳖甲、龟甲、冬虫夏草、白木耳等，对肺阴虚证也有补益作用。

处暑时节，饮食要"少辛增酸"

《素问·脏气法时论》中指出："肺主秋……肺收敛，急食酸以收之，用酸补之，辛泻之。""少辛"是因为辣椒、花椒、生姜等味辛食品的东西，有发散的作用，能调动人体肺部的阳气，以发汗的方式向外发泄，阳气发散了，自然身体也就凉了。但处暑前后，天气转凉，若再吃味辛之物，就会增加肺气的耗散，加重秋燥的症状。

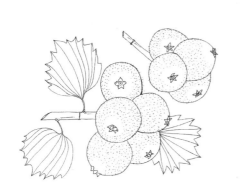 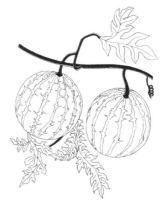

增酸：山楂、酸梅、葡萄等酸性食物具有较强的滋阴效果，能收敛过旺的肺气，缓解我们身体的"旱情"。因此，处暑时节应当多吃。

像西瓜这类大寒的瓜果，则要少吃和不吃了。特别指出的是，葡萄虽属酸性水果，但不宜一次性吃得太多，更不能在吃葡萄后立即喝水。

因为葡萄本身有通便润肠之功效，吃完葡萄立即喝水，胃还来不及消化吸收，水就将胃酸冲淡了，葡萄与水、胃酸加速了肠道的蠕动，腹泻也就产生了。

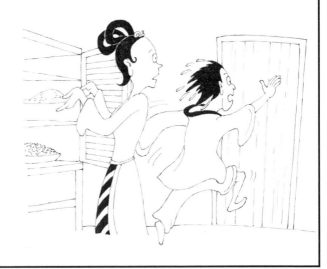

处暑时节，饮食保健

从饮食角度来讲，处暑时节宜食清热安神的食物，如银耳、百合、莲子、干贝、海带、海蜇、芹菜、芝麻、豆类等食物。以下几款食品，以供参考选用。

拌豆腐

材料：豆腐1块，青椒3个，香菜适量，香油、盐、味精少许。

做法：将豆腐以开水烫透，捞出晾凉，切成1厘米见方。青椒用开水焯一下，切碎，香菜切末。将豆腐、青椒、香菜及香油、盐、味精等搅拌均匀即可。

功效：益气宽中，生津润燥，清热解毒。

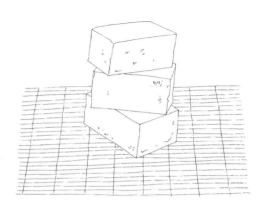

芝麻拌菠菜

材料：鲜菠菜500克，熟芝麻15克，盐、香油、味精各适量。

做法：将菠菜去根洗净，在开水锅中滚烫一下，捞出浸入凉水中，凉后捞出滤干水，切断放入盘内，加盐、味精、香油，搅拌均匀，再将芝麻撒在菠菜上即可。

功效：补肝益肾，开胸润燥。

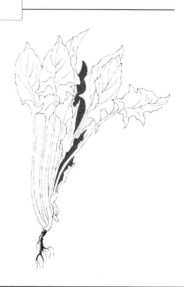

百合脯

材料： 生百合60克，蜂蜜2勺。

做法： 将百合以清水洗净放入碗内，调入蜂蜜，入蒸锅内蒸30分钟出锅，或烘干、风干也可。分7次睡前服用。

功效： 清心安神。适于睡眠不宁、惊悸易醒者。

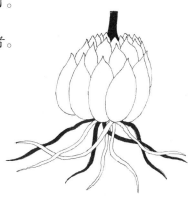

莲子汤

材料： 干百合100克，干莲子、冰糖各75克。

做法： 将百合浸泡一夜，冲洗干净。莲子浸泡4小时，冲洗干净。将百合、莲子置入清水锅内，武火煮沸后，将冰糖放入，改文火续煮40分钟即可食用。

功效： 安神养心，健脾和胃。

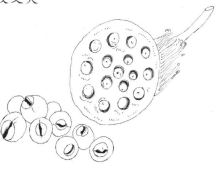

早卧早起，科学睡眠防秋困

　　睡眠，古人称为"眠食"，有"养生之道，莫大于睡眠"的名言。而"睡得香"还被确定为健康的重要客观标志。但处暑过后，虽然白天的阳光依然肆虐，却挡不住天气转凉的脚步，人体此时很容易感到疲倦、乏力，也就是俗称的"秋乏"。此时人的起居应做出相应调整，保证睡眠时间的充足。

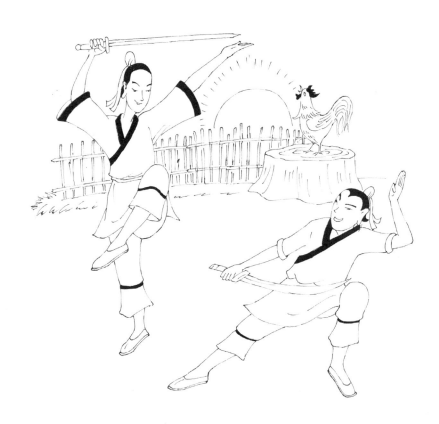

早卧早起，与鸡俱兴

　　《黄帝内经》认为秋季应"早卧早起，与鸡俱兴"。早卧，有利于阴精的收藏，让自己对阳气有所储存和收敛；早起，有利于采集天地之阳气，预防各种寒邪疾病。

解决秋乏的小方法

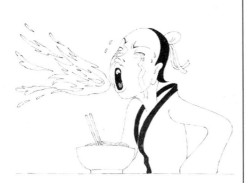

尽量少吃或不吃辛辣食物或烧烤，如烤串、辣椒、生姜、葱、白酒等。多食富含蛋白质的食物，如鸡蛋、瘦肉、鱼、乳制品、豆制品等。

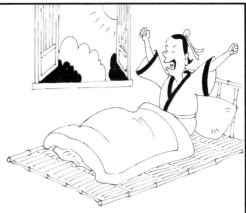

伸懒腰。伸懒腰时，胸腔器官会对心脏、肺部产生一定的挤压，可使心脏更多的运动，从而将氧更多地输送到身体的各个部位。

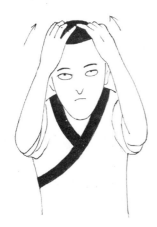

让手指像梳子一样梳理自己的头发，这样可以促进头部血液的循环，亦可以让头脑感到轻松。

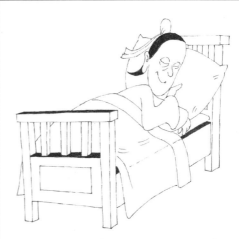

秋天虽天气好，气温冷暖适中。轻风吹拂，清心爽神。但午睡仍必不可少，尤其是老年人。

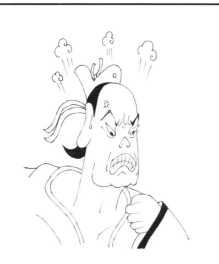

忌怒气。少发脾气可以有效地解秋乏。

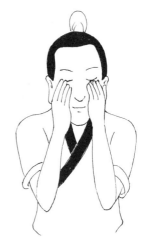

多擦面。用双手或干毛巾揉搓面部，使面部红润。

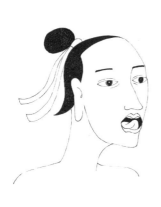

舌舔腭。用舌头舔牙齿上腭，可以起到提神、补气、养心的作用。

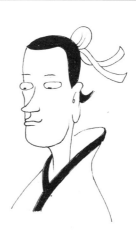

齿数嗑。牙齿相互嗑一嗑，保持牙齿健康，有助于消除疲劳。

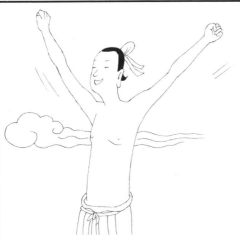

呼浊气。应多走出户外呼吸新鲜空气，可以促进血液循环，保持良好的呼吸系统机能。

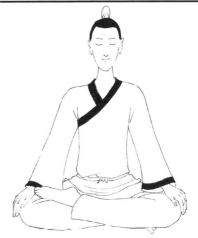

咽唾液。咽唾液可促消化、开胸理气，增加内脏、气管功能，延年益寿。

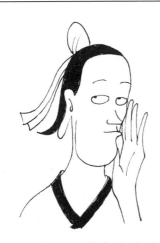

目运转。经常走出户外，眺望远方，结合眼保健操揉搓眼睛可以醒脑解乏。

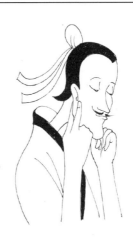

耳常弹。用手多揉搓耳朵，或多听听音乐激活听觉神经，有助于减轻疲劳。

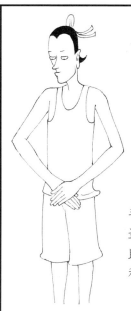

腹自揉。用手掌按摩腹部，适当揉搓，可以助消化、消除淤积、益气强身。

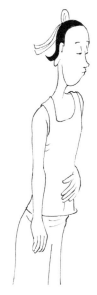

谷道拖。收缩、上提肛门，可以提神补气。

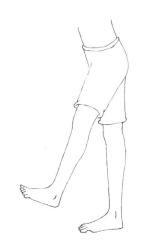

肢节摇。甩甩手，踢踢腿，增强活力，消除疲劳。

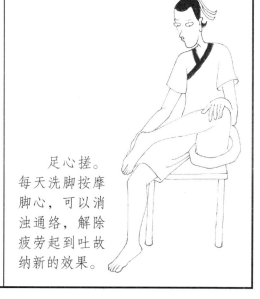

足心搓。每天洗脚按摩脚心，可以消浊通络，解除疲劳起到吐故纳新的效果。

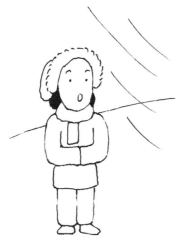

胸宜护。保持体温，可以增强
免疫力。

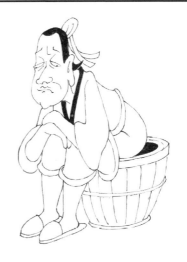

便禁言。大小便时闭口握双手，
可以益智补气。

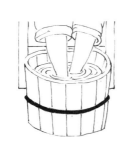
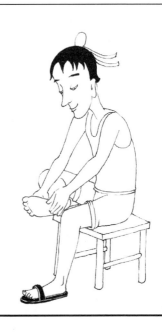

净体肤。秋天干燥应多用手揉搓身体，
可以使人精神焕发，延年益寿，解乏消疲劳。

秋高气爽，孕育健康小宝宝

　　据有关资料表明，一年当中最易受孕的时间是每天太阳照射12小时、气温保持在13.6～23℃的日子。而处暑节气位于气候舒爽的8月份，具有日照充足、温度适宜的特点，且有大量的瓜果、蔬菜新鲜上市，有利于有早孕反应的准妈妈补足营养。

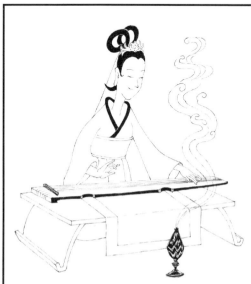

以最佳的心理状态备孕。

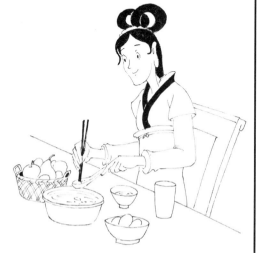

在怀孕前3～6个月，男女双方都应该加强饮食营养，多吃营养丰富的鱼、肉、蛋等。

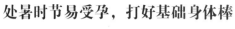

处暑时节易受孕，打好基础身体棒

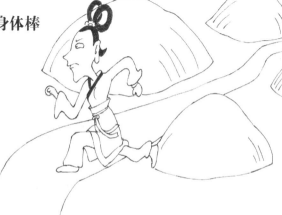

根据个人体力状况，选择登山、跑步、打太极拳、秋游等运动，逐步养成锻炼的习惯。

秋季温度适宜、气候舒爽，此时女性身体的各项生理机能比较活跃，激素分泌也会增多，比较容易受孕，这是大自然的馈赠。

怀孕初期，大多孕妇食欲低下。而秋季恰逢时令瓜果、蔬菜上市的季节，孕妇的营养摄入比较充分。而且秋天气温清爽，会大大提高孕妇的睡眠质量。

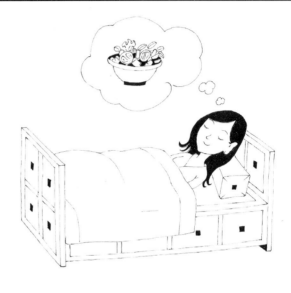

冬季和春季天气多变，且各种流行性疾病、病毒肆虐，孕妈妈易受影响。

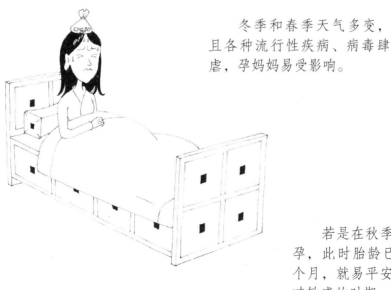

若是在秋季成功受孕，此时胎龄已超过3个月，就易平安度过致畸敏感的时期。

秋季受孕，通常预产期大致处于春末夏初，春暖花开，气温适宜，新鲜蔬菜、食品的供应充足，对孕妇产后恢复和乳汁分泌大有好处。

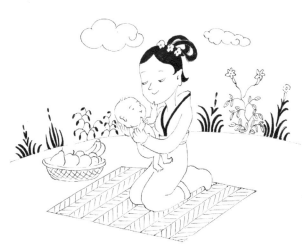

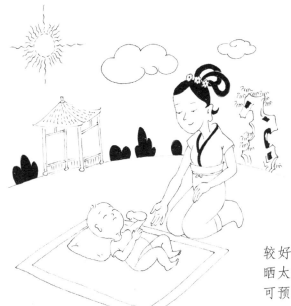

此外，春夏之交光照条件较好，满月后可带宝宝外出晒晒太阳，有利于宝宝骨骼发育，可预防宝宝患上佝偻病。

步步莲花式：消除孕期便秘

在练习时，避免使腹部受压。在完成整个动作的过程中，呼吸要自然、通畅。

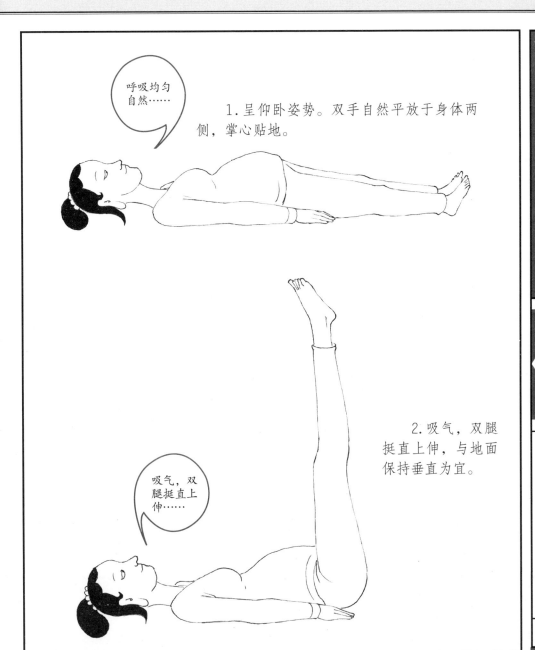

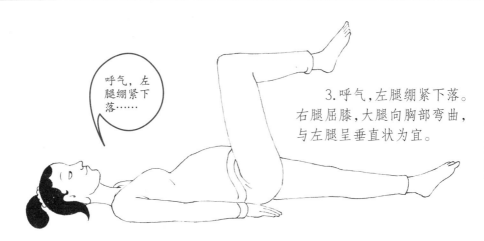

3.呼气,左腿绷紧下落。右腿屈膝,大腿向胸部弯曲,与左腿呈垂直状为宜。

练习功效

　　孕妈妈整个孕期常练习步步莲花式,可有效预防和消除孕期便秘,同时可减轻分娩痛苦,利于分娩顺畅。且产后练习,可尽快去除子宫瘀血。

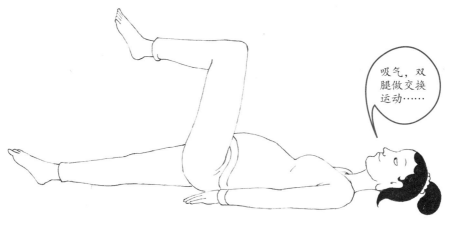

　　4.吸气,双腿做交换运动,右腿向斜上方伸展,左腿屈膝向胸部弯曲;呼吸自然,双腿轮流运动,与蹬自行车动作相似;呼气,双腿慢慢回落地面,并拢伸直,调整身心放松。

清理经络调息法：消除孕期焦虑

在进行清理经络调息的过程中，要保持缓慢、深长、均匀的呼吸节奏。同时，吸气时要使气体充分充满整个肺部，呼气时，要将体内的全部空气呼出，呼吸力度适中。

1.半莲花坐姿。背部保持挺直，将注意力集中于呼吸上。伸出右手，示指及中指弯曲，以拇指及环指触及鼻翼两端；以拇指压住右鼻孔，以左鼻孔吸气。

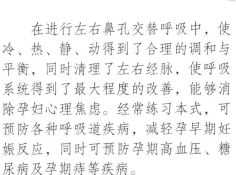

在进行左右鼻孔交替呼吸中，使冷、热、静、动得到了合理的调和与平衡，同时清理了左右经脉，使呼吸系统得到了最大程度的改善，能够消除孕妇心理焦虑。经常练习本式，可预防各种呼吸道疾病，减轻孕早期妊娠反应，同时可预防孕期高血压、糖尿病及孕期痔等疾病。

2.以环指按压住左鼻孔，以右鼻孔呼气；然后，以右鼻孔吸气，压住右鼻孔，以左鼻孔呼气。此为一个动作回合。重复整个动作20个回合。

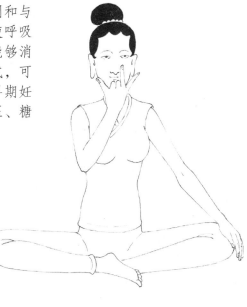

快乐婴儿式：缓解妊娠疲劳

准妈妈在妊娠期间，由于腹内胎宝宝在不断地发生变化，容易产生疲劳感，所以身体需要时间来调整、放松。

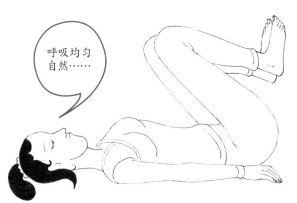

呼吸均匀自然……

1. 呈仰卧姿势。双手自然平放于身体两侧，双腿屈膝。

在练习本式的过程中，有助于消除孕妈妈疲劳之余，对神经衰弱、失眠有很大的改善作用。同时能伸展髋部和骨盆，对孕妈妈的便秘有缓解作用，利于生产。

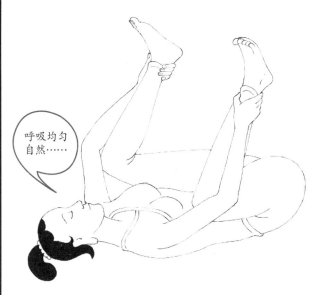

呼吸均匀自然……

2. 双手分别握住两脚脚踝处，以两膝盖尽量靠近腋窝，自然呼吸；同时尾椎骨要贴近地面，注意腹部不要受到挤压。此动作保持5分钟。然后恢复初始姿势，放松身心。重复整个动作2～3次。

有的准妈妈晚上易失眠，则可以练习快乐婴儿式。如果孕妈妈腹部过于隆起，只需做第一个步骤即可。此外，怀孕6个月以后不可再练习。

简易脊柱扭转式：解决食欲不振

　　促进消化功能，解决食欲不振。在练习本式的过程中，要将注意力集中于手部和脚部。脊椎在扭转过程中，要注意缓和伸展腹部器官与肌肉。

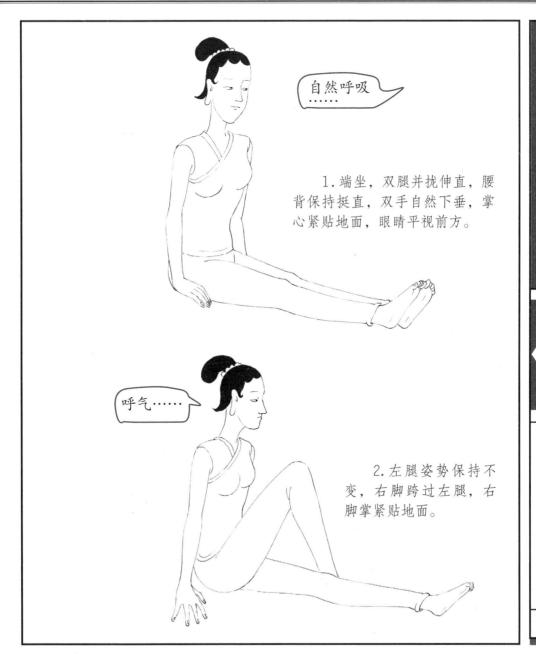

自然呼吸
……

1. 端坐，双腿并拢伸直，腰背保持挺直，双手自然下垂，掌心紧贴地面，眼睛平视前方。

呼气……

2. 左腿姿势保持不变，右脚跨过左腿，右脚掌紧贴地面。

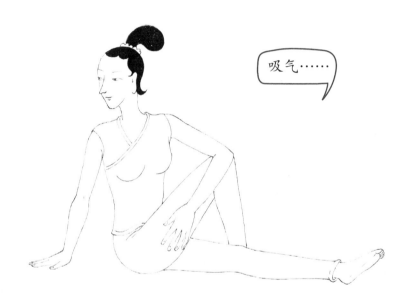

吸气……

3. 吸气，左手掌面贴于右大腿外侧；呼气，身体向右后侧扭转，打开右肩，头部随之转向右后侧；调息3次；然后恢复到初始动作。稍做调整，换身体另一侧继续练习。

蝴蝶式：快速打扫体内的卫生死角

孕妇经常练习此式，分娩时会更顺利。在通过双腿的频繁运动中，能打通腿上的经络，使气血像"扫帚"一样把身体里的卫生死角给清除干净。不但能消除炎症，还能增加骨盆和腹腔的供血量，使内脏得到充足的血液供养。

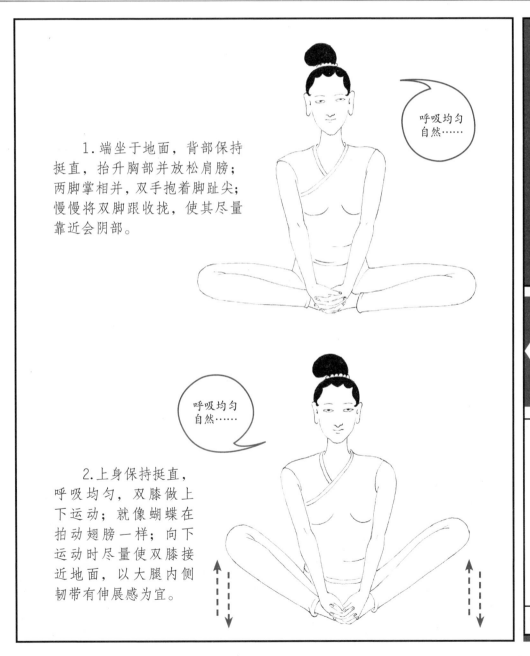

1.端坐于地面，背部保持挺直，抬升胸部并放松肩膀；两脚掌相并，双手抱着脚趾尖；慢慢将双脚跟收拢，使其尽量靠近会阴部。

2.上身保持挺直，呼吸均匀，双膝做上下运动；就像蝴蝶在拍动翅膀一样；向下运动时尽量使双膝接近地面，以大腿内侧韧带有伸展感为宜。

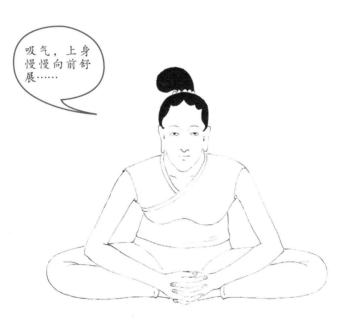

3.上身及头部慢慢向前舒展，并以双肘向外、向下推按双膝；同时不要弯曲脊椎，此动作保持数秒后吸气，还原初始动作。

仰卧束角式：滋养生殖系统

经常练习本式，可放松身心，平和情绪，同时可滋养、加强准妈妈的生殖系统功能。

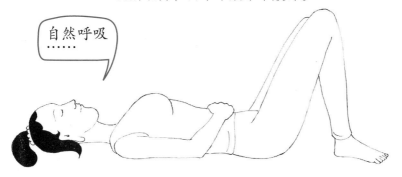

1.仰卧姿势。双腿屈膝，两脚相并，两手平放于下腹部。

如果孕妈妈膝关节僵硬，离地面过高产生不适感，可在两膝盖下放置瑜伽砖作为支撑点。

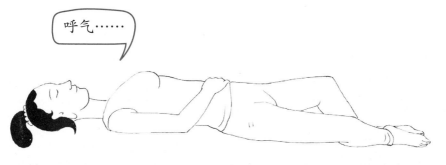

2.呼气，将两脚心慢慢相合，脚掌外侧立于地面；膝盖向两侧尽量外张；腹股沟尽量打开。

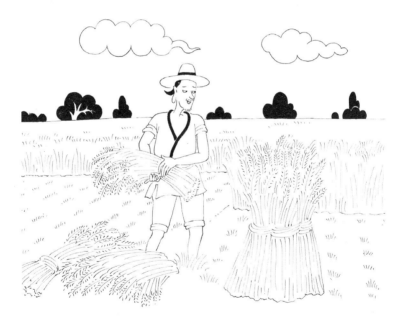

第四章

白露节气话养生

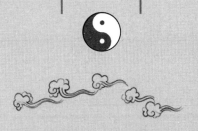

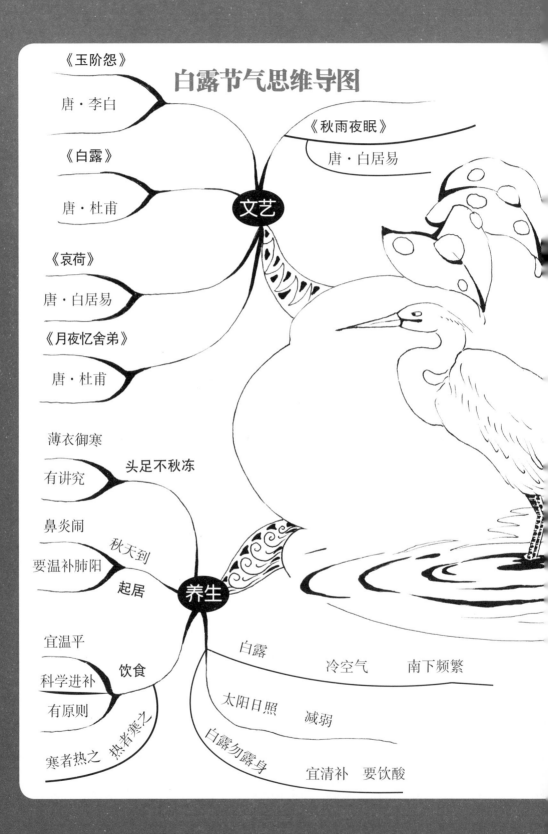

白露节气思维导图

《玉阶怨》
唐·李白

《白露》
唐·杜甫

《秋雨夜眠》
唐·白居易

文艺

《哀荷》
唐·白居易

《月夜忆舍弟》
唐·杜甫

薄衣御寒
有讲究   头足不秋冻

鼻炎闹
要温补肺阳   秋天到
起居

养生

宜温平
科学进补   饮食
有原则
寒者热之 热者寒之

白露   冷空气   南下频繁

太阳日照   减弱

白露勿露身   宜清补 要饮酸

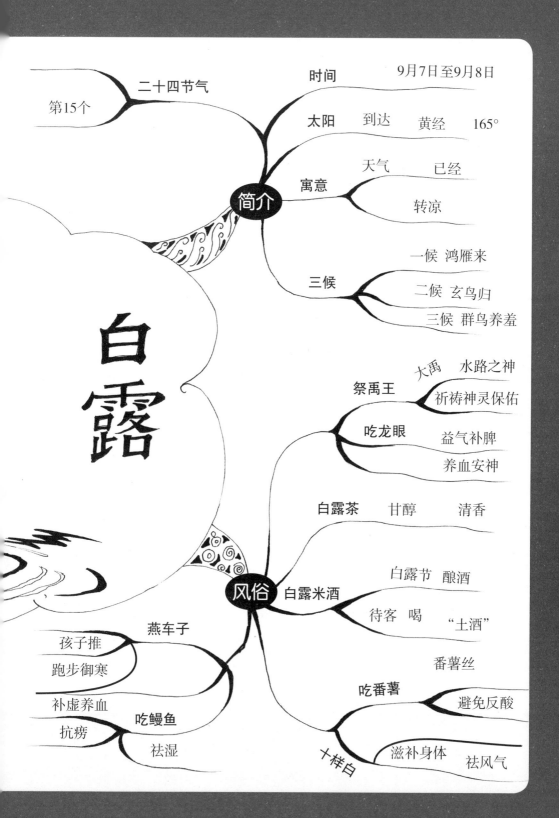

二十四节气

第15个

简介

时间　9月7日至9月8日

太阳　到达　黄经　165°

寓意　天气　已经
　　　　　　转凉

三候　一候　鸿雁来
　　　　二候　玄鸟归
　　　　三候　群鸟养羞

白露

风俗

祭禹王　大禹　水路之神
　　　　　祈祷神灵保佑

吃龙眼　益气补脾
　　　　养血安神

白露茶　甘醇　清香

白露米酒　白露节　酿酒
　　　　　待客　喝　"土酒"

燕车子
　孩子推
　跑步御寒

补虚养血
抗痨　吃鳗鱼
　　　祛湿

吃番薯　番薯丝
　　　　避免反酸
　　　　滋补身体　祛风气

十样白

白露节气要知晓

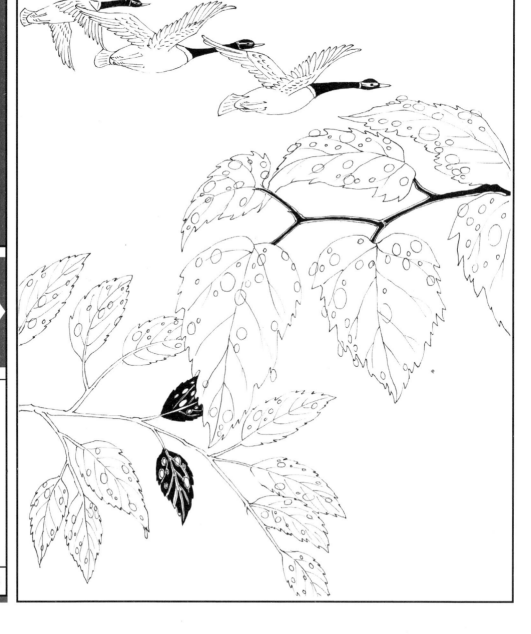

星象物候

阴气渐重结甘露

每年的9月7日或8日，太阳到达黄经165°时，即为白露。白露当晚七点，仰望星空，北斗七星的斗柄指向西偏南，即255°，古人称为庚的方向。

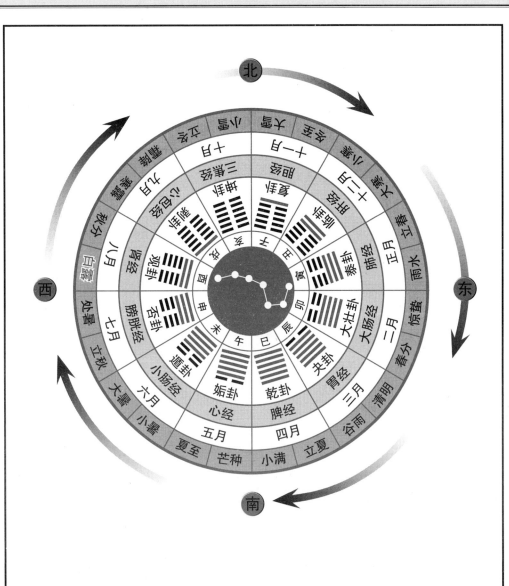

对于芒种时节的养生重点，应归结为"清补食物宜多食，坚持午睡利养生"。

露水是由于温度降低，水汽在地面或近地面物体上凝结而成的水珠，在晴朗无风的夜间或者清晨容易出现。露水的水量虽然不多，但在少雨地区和干旱季节，它对植物的生长是有利的。

《月令七十二候集解》中对白露的解释是"阴气渐重，露凝而白也"。在白露节气，白天阳光下天气尚暖，但太阳一落，气温很快下降，空气中的水汽遂凝结成晶莹剔透的水珠，附着在花草树木上，煞是好看。"白露"也因此得名。

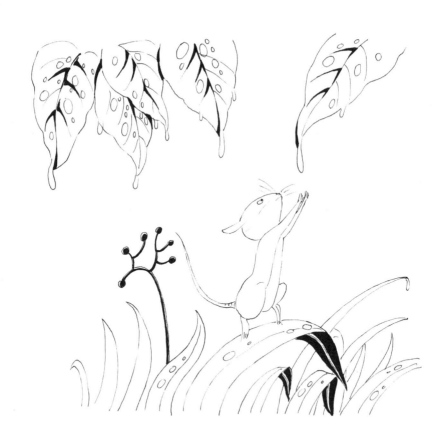

甘露就是人们对露水的赞美词。古人把露水视为"无根水"，认为可以延年益寿，还专门制造承露盘收集露水。

白露三候

一候鸿雁来，二候玄鸟归，三候群鸟养羞。

一候鸿雁来

此时，北方温度渐渐变得很低，于是大雁成群结伴地飞往南方过冬，这就是所说的"一候鸿雁来"。

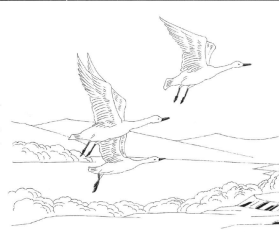

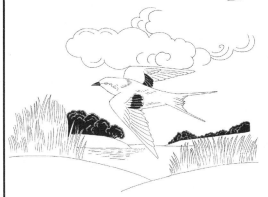

二候玄鸟归

玄鸟即指燕子，燕子也是因为北方的气温逐渐降低，而飞往南方过冬。

三候群鸟养羞

三候的天气会更冷，鸟儿都要换上丰厚的羽毛，来适应寒冷的冬天，同时秋季也是收获的季节，各种鸟儿都可以觅到自己喜欢的食物，所以说"三候群鸟养羞"，"羞"指鸟儿的食物。

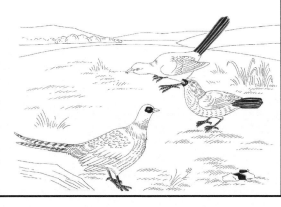

图解百姓天天养生丛书

健康顺时生活立秋处暑白露篇

白露

唐·杜甫

白露团甘子，清晨散马蹄。圃开连石树，船渡入江溪。
凭几看鱼乐，回鞭急鸟栖。渐知秋实美，幽径恐多蹊。

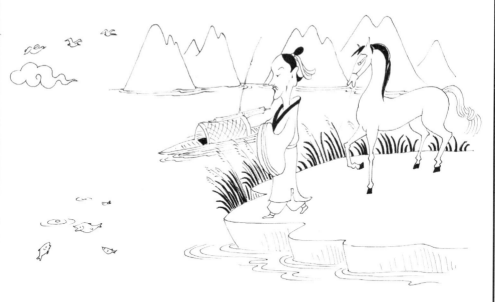

　　秋天的早晨，露珠点点，凝于一团团橙黄的柑橘上，橘林里秋草满地，微微泛黄。一骑者漫游林间，马蹄踏过，都不留什么痕迹。
　　菜园里菜蔬葱茏，藤蔓缠绕，看上去石头和树都连在了一起。园边就是渡口，小船从溪口缓缓驶入江中。趁船过渡的人们，坐在小几旁，唠着闲话，看着鱼儿在江水中欢跃。那骑者给马儿一鞭惊得林子的鸟儿齐飞。
　　啊，秋天是成熟的季节，不仅瓜果飘香，风景也是如此美好。曲径通幽的小路实在是太安静了，可是就怕它多生岔道，让骑者迷失方向。

衰荷

唐·白居易

白露凋花花不残，凉风吹叶叶初乾。

无人解爱萧条境，更绕衰丛一匝看。

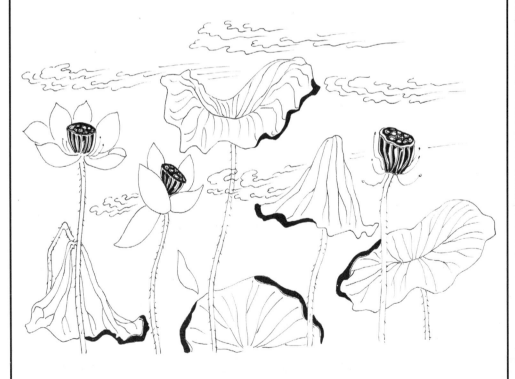

霜露中荷花将落未落，雨后风中荷花花叶被吹干。没有人懂得喜爱这凋零的荷花营造的萧条景色，我绕着衰丛走一圈看着。

月夜忆舍弟

唐·杜甫

戍鼓断人行，秋边一雁声。

露从今夜白，月是故乡明。

有弟皆分散，无家问死生。

寄书长不达，况乃未休兵。

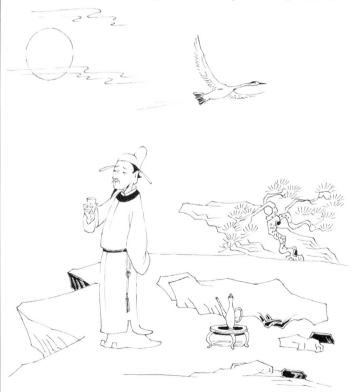

戍楼上更鼓咚咚响，道路上行人无影踪。边城荒芜秋风凉，只听见孤雁哀鸣。今夜霜露格外白，月亮还是故乡的明亮。兄弟离散各一方，家已残破，生死消息何处寻？书信久已不能抵，何况战火还没有停息。

秋雨夜眠

唐·白居易

凉冷三秋夜，安闲一老翁。卧迟灯灭后，睡美雨声中。
灰宿温瓶火，香添暖被笼。晓晴寒未起，霜叶满阶红。

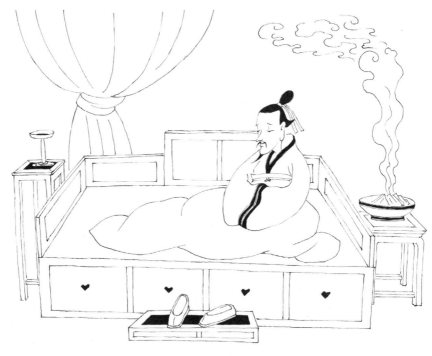

秋天的夜晚带着阵阵寒意，只有我一个老头安宁自在地在家。熄灯之后迟迟才躺下睡觉，在秋雨声中渐渐进入梦乡。

烘瓶里的燃料经夜已化为灰烬，不得不起床加点火烘烤被子。早上天空晴朗，但寒气未消不想起床，只看到秋雨把霜叶打落得到处都是。

玉阶怨

唐·李白

玉阶生白露，夜久侵罗袜。
却下水晶帘，玲珑望秋月。

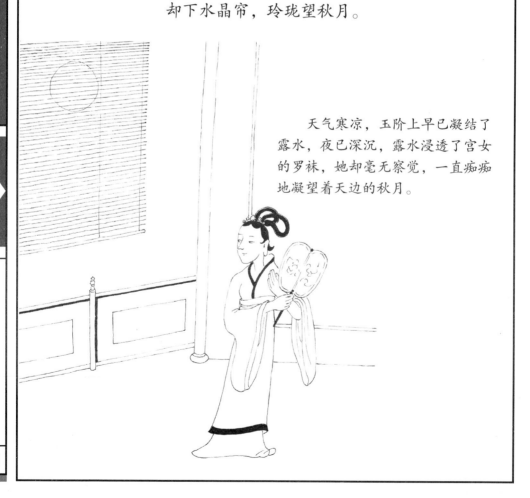

天气寒凉，玉阶上早已凝结了露水，夜已深沉，露水浸透了宫女的罗袜，她却毫无察觉，一直痴痴地凝望着天边的秋月。

天气农时

天高气爽，千家万户忙收又忙种

　　一到白露时节，实际上表示天气已转凉。经过一个春夏的辛苦劳作，经历了风风雨雨，送走了高温酷暑，迎来了气候宜人的收获季节。俗话说："白露秋分夜，一夜冷一夜。"

　　白露是收获的时节，也是播种的时节。东北平原开始收获谷子、大豆和高粱，华北地区秋季农作物成熟，大江南北的棉花正在吐絮，进入全面分批采收的农忙。

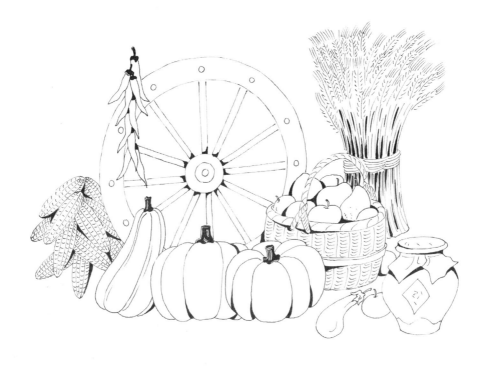

　　西北、东北地区的冬小麦开始播种，华北的秋收也即将开始，正在紧张筹备送肥、耕地、防治地下害虫等准备工作。黄淮地区、江淮以及南地区的单季晚稻已扬花灌浆，双季双晚稻即将抽穗，都要抓紧目前气温还较高的有利时机浅水勤灌。待灌浆完成后，排水落干，促进早熟。

白露含秋，滴落乡愁

　　白露时节，是一年中温差最大的时节，夏季风和冬季风将在这里激烈地邂逅，说不清谁痴迷谁，谁又留恋谁，只有难舍难分的纠缠。白露临近中秋，自然容易勾起人的无限离情。白露，注意是思乡的。白露含秋，滴落三千年的乡愁。

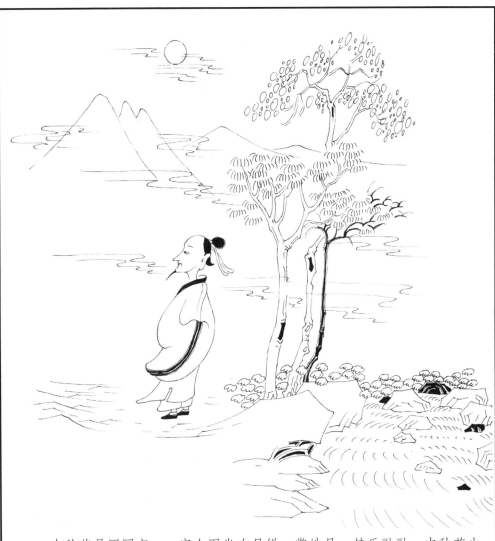

　　中秋节是团圆夜，一家人围坐吃月饼、赏皓月，其乐融融。中秋节也是思念夜，远在他乡的游子"举头望明月，低头思故乡"。月有阴晴圆缺，人有悲欢离合，中秋的月虽然格外明亮，但终究是月难长明、情难久留，在团圆之夜留下众多的思念和愁绪。

白露主要风俗

祭禹王

　　白露时节，秋水横溢，鱼蟹生膘，为了能在随后的捕捞季获得好收成，为了能有一个风平浪静的湖面，太湖两岸的渔民在白露节赶往太湖中央小岛上的禹王庙进香，祈祷神灵的保佑。

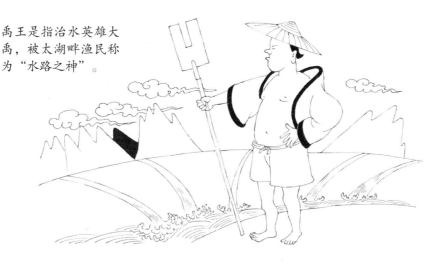

　　禹王是指治水英雄大禹，被太湖畔渔民称为"水路之神"。

　　《禹贡》里大禹疏通三江，使得"震泽底定"。震泽便是太湖的古称，相传大禹治水由北而南，从黄河而至江淮，最后在太湖将兴风作浪的鳌鱼镇于湖下，消弭了水患。

　　据清乾隆年间《太湖备考》所载，禹王香期一般为七天，前三天祭拜，后三天酬神，最后一天还有送神的仪式。在祭拜时，人们许愿将把秋冬之际捕捞的第一条肥鱼献给禹王。

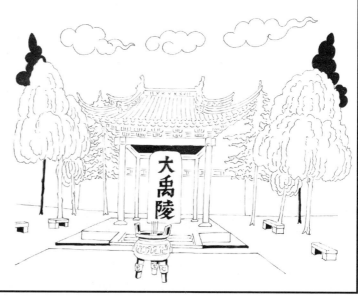

大禹陵

吃龙眼

　　"白露必吃龙眼"为福建福州传统习俗。意思就是，在白露这一天吃龙眼有大补身体的奇效。

白露茶

　　民间有"春茶苦，夏茶涩，要喝茶，秋白露"的说法，此时的茶树经过夏季的酷热，白露前后正是它生长的极好时期。

白露吃龙眼，胜过吃乌鸡。

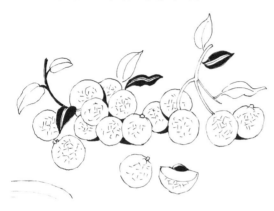

　　龙眼不仅能够益气补脾、养血安神、润肤美容，还可以治疗贫血、失眠、神经衰弱等多种疾病。

　　白露茶是生长在白露期间的茶叶的总称。

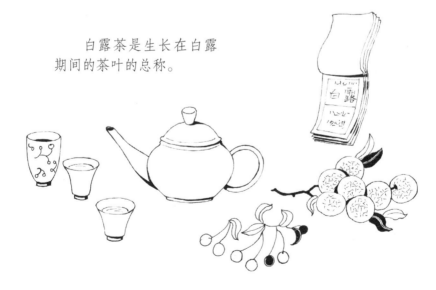

　　旧时南京人十分青睐"白露茶"，此时的茶树经过夏季的酷热，白露前后正是它生长的极好时期。白露茶既不像春茶那样鲜嫩，不经泡，也不像夏茶那样干涩味苦，而是有一种独特甘醇清香味。

白露米酒

资兴兴宁、三都、蓼江一带历来有酿酒习俗。每年白露节一到，家家酿酒，待客接人必喝"土酒"。其酒温中含热，略带甜味，称"白露米酒"。

吃番薯

民间认为白露吃番薯可使全年吃番薯丝和番薯丝饭后，不会反酸，故旧时农家在白露节以吃番薯为习。

白露米酒中的精品是"程酒"，是因取程江水酿制而得名。程酒，古为贡酒，盛名入远。《晋书·武帝纪》："荐、渌于太庙"，可见程酒当与、渌媲美。

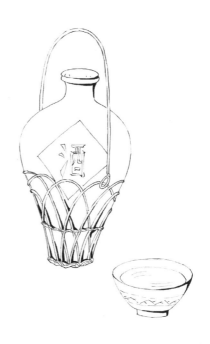

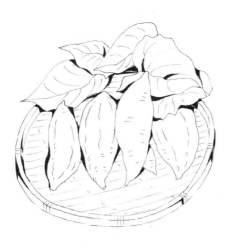

1.中午是最适宜吃红薯的时间，因为吃完红薯后，人体需要经过4到5小时来进行消化吸收。

2.别和甜食同吃：红薯本身就是甜食，与其他太甜的东西一起吃，会增加胃食管反流的可能性。

3.空腹时不宜吃红薯：因为红薯是含糖量高的食物，空腹吃的时候会导致胃部产生过多的胃酸，从而容易引起反酸。

十样白

　　江温州等地有过白露节的习俗。苍南、平阳等地民间，人们于此日采集"十样白"，以煨乌骨白毛鸡（或鸭子），据说食后可滋补身体，祛风气（关节炎）。这"十样白"乃是十种带"白"字的草药，白芍、白及、白术、白扁豆、白莲子、白茅根、白山药、百合、白茯苓和白晒参。

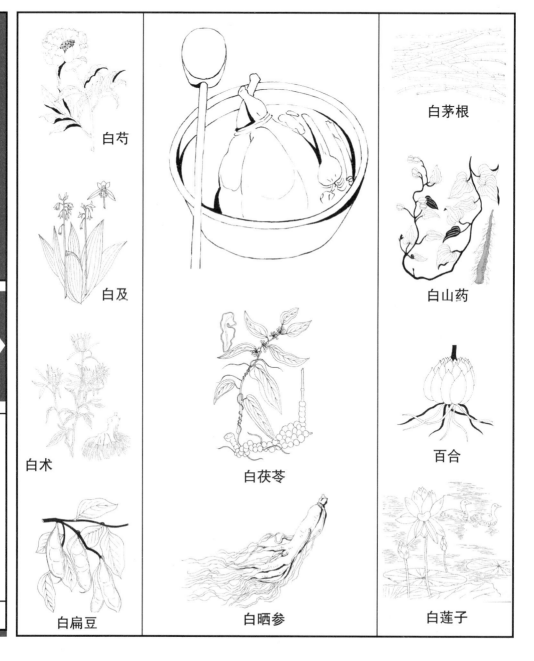

白芍

白及

白术

白扁豆

白茯苓

白晒参

白茅根

白山药

百合

白莲子

健康顺时生活立秋处暑白露篇

吃鳗鱼

白露时期的鳗鱼最为肥美，是品尝的最佳时节，因此苏州有"白露鳗鲡霜降蟹"之说。

推燕车

在山东省郯城县民间有"白露到，娃娃推着燕车跑"的传统习俗，家家制作能发出悦耳声响的小燕车，孩子们推着燕车跑步御寒，可增强体质。

鳗鱼具有补虚养血、祛湿、抗痨等功效，是久病、虚弱、贫血、肺结核等病人的良好营养品。

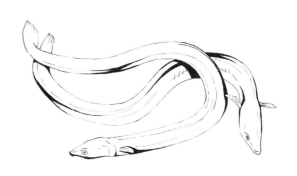

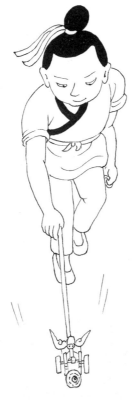

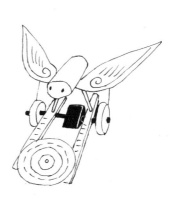

燕车，又俗称为"王八打鼓"，乡村人叫"燕车子"。其鲜艳的彩色，独特的造型，推动时发出"嘭嗤""嘭嗤"的清脆响声，无疑给赶大集的大人和孩子们带来了心灵上的愉悦。

白露养生大攻略

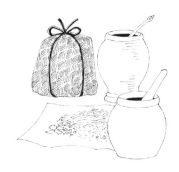

白露勿露身，严防着凉泻肚

饮食宜温平，科学进补有原则

秋天鼻炎闹，健鼻方法早知道

头足不"秋冻"，薄衣御寒有讲究

图解百姓天天养生丛书

健康顺时生活立秋处暑白露篇

202

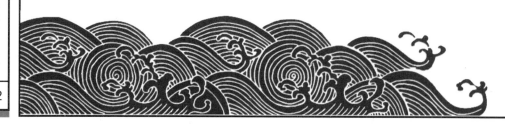

白露勿露身，严防着凉泻肚

俗话说"处暑十八盆，白露勿露身"，意思是处暑天气仍热，每天还是要用一盆水洗澡。但到了白露节气，夏季风逐渐为冬季风所代替，冷空气南下逐渐频繁，加上太阳日照强度减弱，夜间常晴朗少云，地面辐射散热快，故温度下降速度也逐渐加快。

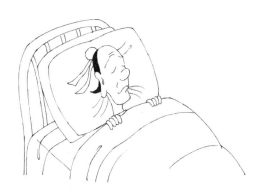

此时应随外界气温冷暖及时增减衣服，夜晚睡觉要盖好被子。

还要特别注意胃部保暖，防止腹部着凉而泻肚。

急性腹泻多属于自限性疾病，一般拉两天肚子，把肠道里的一些寒气排空了以后，身体就会逐渐恢复痊愈。

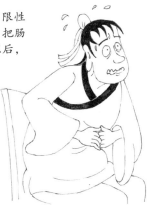

完了完了，要拉到裤裆里了！

白露时节，不少人会因贪食生冷、瓜果也会而使脾胃受损，造成急性腹泻。这种腹泻常常伴随着水泻（每日大便次数超过2次）、发热、浑身没劲，以及感冒等症状。

急性腹泻的防治方案

　　加强保暖：出门前根据气温的变化，调整穿衣的厚薄。晚上就寝时，应关好门窗，腹部盖薄被，防止秋风通过肚脐侵入人体。

　　温补脾胃：急性腹泻多由脾胃受寒引起，温补脾胃成为防治要点。

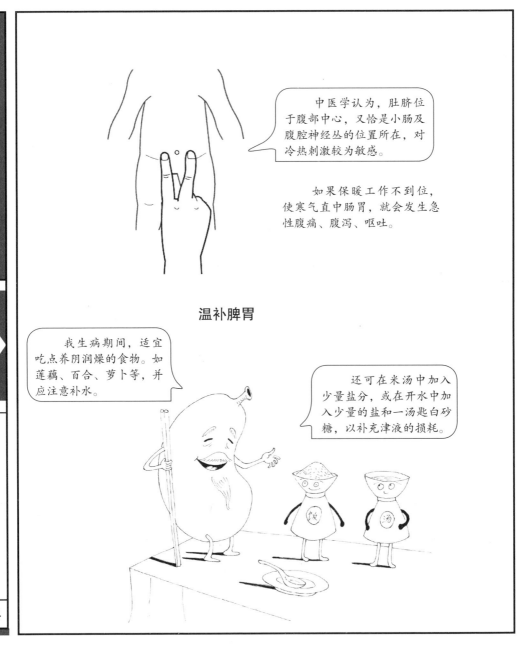

腹泻、便秘病在脾

经常性便秘和腹泻，不能掉以轻心，要当心脾胃虚弱来作怪。

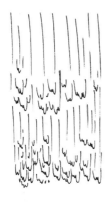

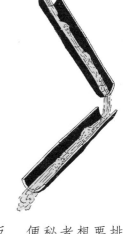

腹泻

"一泻如注"虽然痛快，却是脾肾阳气不足的表现。泄泻为病在脾，脾虚则湿盛。

便秘

与腹泻相反，便秘者想要排便是"难于上青天"。脾主运化，脾运化功能失调是引起便秘的主要原因之一。

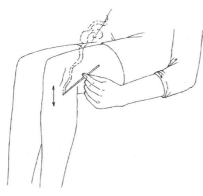

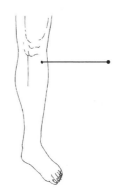

将点燃的艾条沿足三里穴缓慢上下移动，感觉微烫但不致灼伤为宜。此法可以改善肠胃功能。

足三里穴位于外膝眼下4横指、胫骨边缘，对此穴加以按摩和针灸能固肾益精，温脾助阳。用于治疗五更泻疗效好。

白露三不露

　　白露是全年昼夜温差最大的节气，从白露开始天气一天比一天冷，一不小心，阴气和寒湿就会上身。所以，白露以后，坚持做到三不露，即不露脚、不露脐、不露肩。

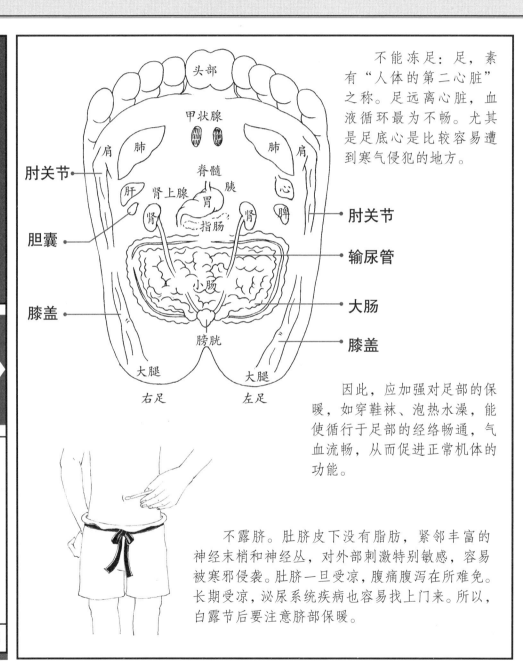

　　不能冻足：足，素有"人体的第二心脏"之称。足远离心脏，血液循环最为不畅。尤其是足底心是比较容易遭到寒气侵犯的地方。

　　因此，应加强对足部的保暖，如穿鞋袜、泡热水澡，能使循行于足部的经络畅通，气血流畅，从而促进正常机体的功能。

　　不露脐。肚脐皮下没有脂肪，紧邻丰富的神经末梢和神经丛，对外部刺激特别敏感，容易被寒邪侵袭。肚脐一旦受凉，腹痛腹泻在所难免。长期受凉，泌尿系统疾病也容易找上门来。所以，白露节后要注意脐部保暖。

足部按摩疗法因其操作简单、安全可靠、疗效显著，是一种老少皆宜的强身健体的好方法。

通过对双足的经穴、反射区施以手法按摩，刺激双足反射区，从而达到调理脏腑，疏经通络，理气活血，改善人体内分泌和血液循环，增强新陈代谢。

人之足犹如树之根，树老根先衰，人老腿先老。足是人体的第二心脏，对人体起着重要的养生保健作用。

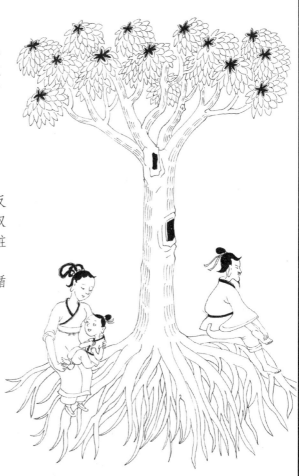

不露肩。准确地说，是不要冻着关节了，不仅是肩部，还有颈、腰、膝关节等，风寒湿邪是造成关节病变的主要诱因，寒性凝滞，使气血运行不畅，不通则痛。关节受凉可能患上关节炎，或者加重关节炎。

饮食宜温平，科学进补有原则

　　白露时节，早、中、晚的温、湿度变化较大，连地面水汽都能遇冷而凝结成小水珠，可见寒气还是比较重的。依照中医春夏养阳、秋冬养阴的原理，抓住此时进补的最佳时期，能恢复和调节人体各脏器功能，为过冬打好身体基础。

寒者热之，热者寒之

　　白露时节应遵循"寒者热之，热者寒之"的饮食原则，适当摄取一些温补类的食物。事实上，同属天然产物的中药和食物，某些性质，特别是补益或调养人体的阴阳气血之功能本来就是相通的，有着水乳交融、密不可分的关系。

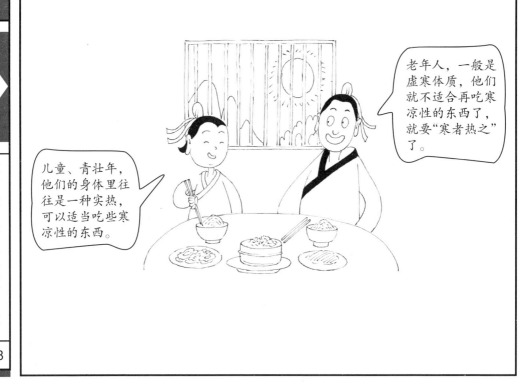

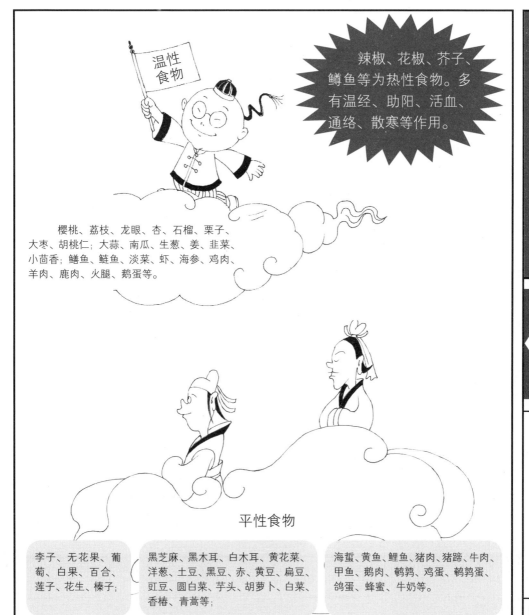

辣椒、花椒、芥子、鳟鱼等为热性食物。多有温经、助阳、活血、通络、散寒等作用。

樱桃、荔枝、龙眼、杏、石榴、栗子、大枣、胡桃仁；大蒜、南瓜、生葱、姜、韭菜、小茴香；鳝鱼、鲢鱼、淡菜、虾、海参、鸡肉、羊肉、鹿肉、火腿、鹅蛋等。

平性食物

李子、无花果、葡萄、白果、百合、莲子、花生、榛子；

黑芝麻、黑木耳、白木耳、黄花菜、洋葱、土豆、黑豆、赤、黄豆、扁豆、豇豆、圆白菜、芋头、胡萝卜、白菜、香椿、青蒿等；

海蜇、黄鱼、鲤鱼、猪肉、猪蹄、牛肉、甲鱼、鹅肉、鹌鹑、鸡蛋、鹌鹑蛋、鸽蛋、蜂蜜、牛奶等。

秋天鼻炎闹，健鼻方法早知道

俗话说"秋天到，鼻炎闹"，特别是在白露之后，人体已经没有了热燥之感，相反，会有一些寒凉的感受。有些人在早晨起床后一开窗，或一出门，或天气稍有变凉，吹一下凉风都会引发鼻炎复发，出现鼻塞、打喷嚏、鼻流清涕等症状，严重的可以发展成哮喘。

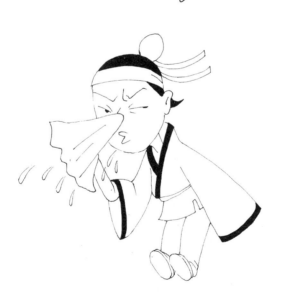

一到这季节，我的鼻炎就犯了，真难受。

遇寒受凉感冒后鼻炎复发，感冒即是外邪侵袭于肺，肺气失常。所以要恢复肺气的宣降，即可令鼻炎消除了。

"肺气通于鼻，肺和则鼻能知香臭矣"的原则，如果肺气正常宣降，鼻窍就通畅，肺气郁闭不宣，鼻窍就闭塞。

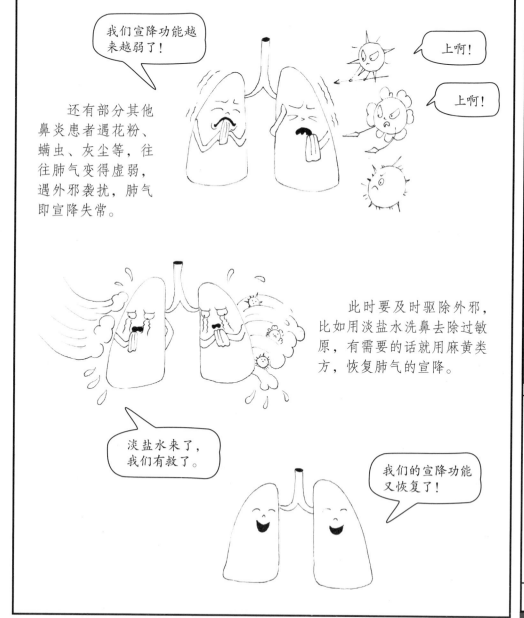

还有部分其他鼻炎患者遇花粉、螨虫、灰尘等，往往肺气变得虚弱，遇外邪袭扰，肺气即宣降失常。

此时要及时驱除外邪，比如用淡盐水洗鼻去除过敏原，有需要的话就用麻黄类方，恢复肺气的宣降。

中医对症治疗鼻炎

《黄帝内经》上说"肺气通于鼻"，鼻子与肺部的健康息息相关。因为肺开窍于鼻，通过温补肺阳，对鼻炎的治疗能起到很好的效果。经常对鼻子进行按摩，能增强局部气血流通，加强鼻子的耐寒能力，有效预防鼻炎，亦能治疗伤风和鼻塞。

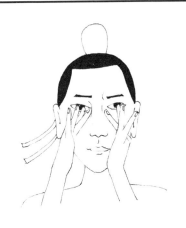

摩鼻：以双手中指按着鼻梁的上端，以此为起点从上往下揉搓，到局部发热为止。

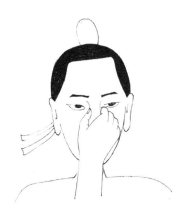

擦鼻：以拇指及示指指腹，沿下方的鼻翼，上下反复摩擦，共做18次，冬天可增至38次。

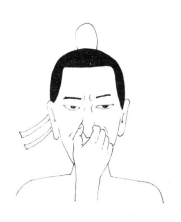

捏鼻尖：用示指和拇指捏鼻尖，揉至鼻部热麻为度。此方法有泄热升阳之功效，利于鼻炎康复。

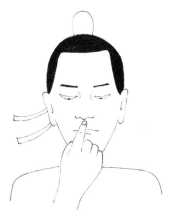

揉鼻下：以示指指腹按揉人中穴，顺、逆时针方向各60次。然后，再向深部点按20次。

食疗对症治疗鼻炎

葱疗方

蒜疗方

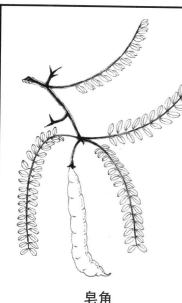

皂角

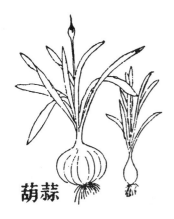

葫蒜

大蒜

葱疗方

方 1

【组成】葱白适量。

【制用法】将葱白捣烂绞汁，用盐水洗净鼻腔后，以棉球蘸葱汁塞在鼻孔内，左右鼻孔交替进行。

【主治】急、慢性鼻炎及鼻窦炎。

方 2

【组成】葱白、皂角各3个，鲜鹅不食草6～9克，麝香0.15～0.2克。

【制用法】将葱白、皂角、鲜鹅不食草捣汁，加入麝香，以棉花蘸药汁塞耳，亦可用药汁滴耳。

【主治】急慢性鼻炎。

蒜疗方

方 1

【组成】大蒜适量。

【制用法】将大蒜去皮捣烂取汁，配成5%大蒜糖浆，每次服15毫升，每日4次。10%的大蒜浸液喷喉部，每日4次。

【主治】鼻炎。

方 2

【组成】大蒜适量，白萝卜1个。

【制用法】将大蒜、白萝卜捣烂取汁，每日早、晚各滴入鼻孔中，7天为1个疗程。

【主治】鼻炎、鼻窦炎。

按摩疗法对症治疗鼻炎

1.按摩鼻反射区。

2.按摩肺及支气管反射区。

3.按摩合谷穴。

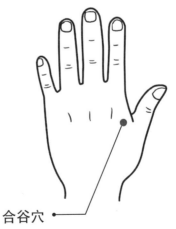

肺及支气管反射区

肺反射区位于双手掌侧，横跨第 2、3、4、5 掌骨，斜方肌反射区下 1 横指处；支气管反射区位于中指第 3 近节指骨，中指根部处为敏感反射点。

鼻反射区

位于双手掌侧拇指末节指腹桡侧面，第 1 指骨远节指骨体中部。右鼻反射区在左手上，左鼻反射区在右手上。

合谷穴

位于手背，第 1、2 掌骨间，当第 2 掌骨桡侧的中点处。

鼻反射区

以拇指和示指揉捏鼻反射区3～5分钟，力度适中。

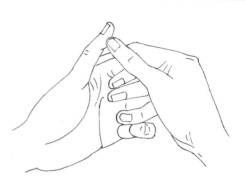

肺及支气管反射区

以拇指推按肺及支气管反射区各2分钟，力度以反射区产生酸痛感为宜。

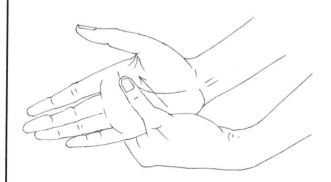

合谷穴

艾灸合谷穴7～15分钟。合谷穴即虎口，是人体六大养生要穴之一，与呼吸系统关系密切。经常按摩此穴，能有效防治过敏性鼻炎。如果能配合刺激中冲穴，对鼻炎、鼻窦炎的防治相当有效。

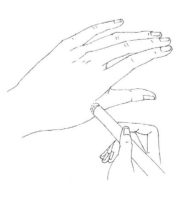

头足不"秋冻"，薄衣御寒有讲究

俗话说："白露秋分夜，一夜冷一夜。"随着天气逐渐变凉，很多人会赶快添加衣被。中医对此提出了"适当秋冻"理论，认为不要太快地添加衣服，应"薄衣之法，当从秋习之"。

中医解读"秋冻"

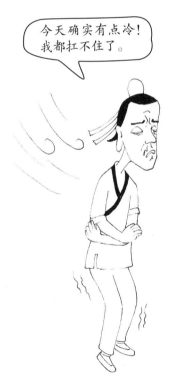

今天确实有点冷！我都扛不住了。

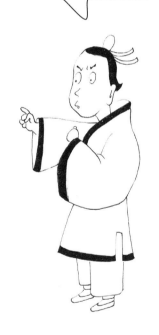

天气骤然变冷时，适当添加衣物还是必要的，否则，极容易患上感冒。

刚入秋时，一般是凉而不寒，如果过早就把厚衣服穿上了，身体与"凉"接触太少，体温调节中枢得不到很好的适应，调节体温的能力就会下降，真正入冬后，就很难适应寒冷。而适当"冻"一下身体，采用"薄衣御寒"的方法，能避免了多穿衣服产生的身热汗出、汗液蒸发、阴津伤耗、阳气外泄，顺应了秋天阴精内蓄、阳气内守的养生需要。

不冻头和足

关于"秋冻"，如何"冻"得合理、"冻"得适时、"冻"得健康，是有很多学问在里面的。

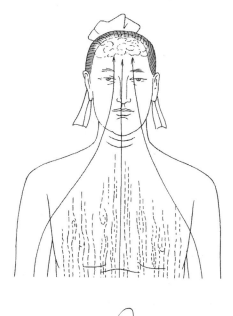

头为诸阳之汇，不能冻头：中医有"头为诸阳之汇"之说，身上衣服穿得再厚，要是不注意头部的保暖，就像暖水瓶不盖塞子，无法抵御寒冷的袭击。为了抵御寒冷，最好戴上帽子，避免受风而引发头痛、发热等身体不适。

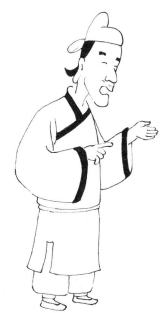

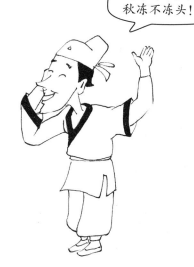

帽子常戴好，秋冻不冻头！

白露要三冻

　　除了不能冻的三个部位，另外有三个部位，最好多冻冻，适当地凉爽刺激，有助于锻炼耐寒能力，提高对低温的适应力，有助于健康过冬，减少疾病的发生。

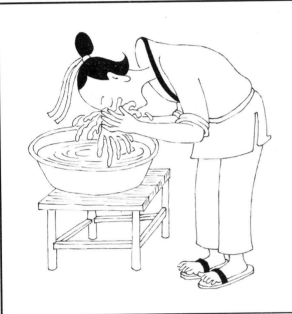

　　冻鼻子是指多用冷水洗鼻子。首先，冷水洗鼻子可以增强鼻孔和整个呼吸道的对冷空气的适应力，可以预防感冒和流感。

　　冷水洗脸是给面部血管做体操，能够增强面部皮肤的弹性，使面部更光泽。同时，促进面部血液循环，提高面部的御寒能力。

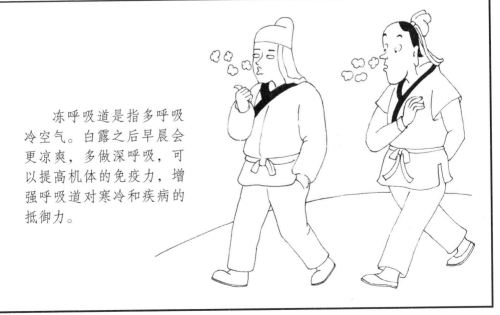

　　冻呼吸道是指多呼吸冷空气。白露之后早晨会更凉爽，多做深呼吸，可以提高机体的免疫力，增强呼吸道对寒冷和疾病的抵御力。

秋冻并非人人皆宜

　　秋冻，就是说秋季不要过早、过多地增加衣服，而要适当冻一冻，从而激发身体逐渐适应寒冷，预防冬季多种疾病的能力，但是要注意以下人群要避免秋冻，盲目秋冻会影响身体健康。

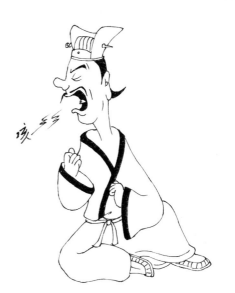

　　糖尿病患者局部供血较差，如果血管一下子受到冷空气刺激，很容易发生血管痉挛，引起组织坏死和糖尿病足，甚至诱发心脑血管疾病。

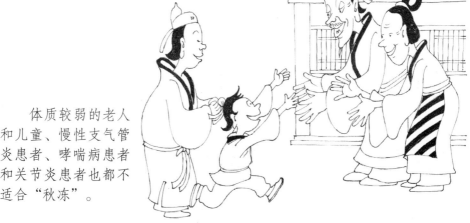

　　体质较弱的老人和儿童、慢性支气管炎患者、哮喘病患者和关节炎患者也都不适合"秋冻"。

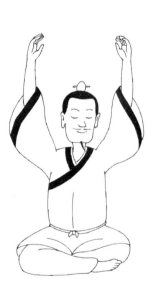

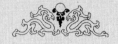

第五章

按摩导引吐纳

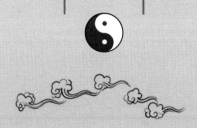

延年九转法

　　有一位叫方开的老人，他是新安人，不知多大岁数了，无论谁和他在一起，他都会说"我跟你爷爷一起玩过"，我估计着他有上百岁了，但他依然力气很大，声音洪亮，身高七尺，体格硬朗，一般人推不动他。开玩笑的人用长绳子系住他的手腕，让十来个人拽都拽不动，这些拉他的人反被扯到他跟前，用两个指头钩住其中两人的衣服使其离开地面飞跑起来，追他的人都追不上。他常常到通州买烧饼，跑四十里来回约半个钟头，回来的时候饼还在手，因此人都说他是地仙。

　　我小的时候体弱多病，药方、偏方、导引，凡说能治病的，没有不去讨问，最后认识了方先生。方先生说：我方子的奥妙在于医病不用药，体现一个简单道理，合乎一个运行的规律，自然按照这个规律运行，人依靠这个规律生存，何况仅仅是治病，然后传授了我延年九转法。这方子，妙合阴阳，按它的要求，按练习的前后顺序和遍数，我循序渐进地练习，疾病果然渐渐好转。后来我将这方法告诉给亲戚朋友，所有病人一试就见效，方先生如此诡异奇特伟岸怪异，在群众眼中是神仙。也正因为如此，这个方子我不敢秘藏，绘出图，加上说明，花钱刻成版书，以便广泛传播，目的是既感激它平日给我带来的益处，又让世上之人都能走上健康长寿之路。

　　　　　　　　　　　　　　——（清）颜伟《延年九转法》

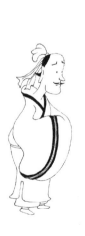
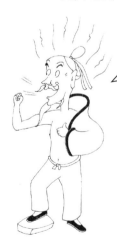

延年九转法是清代方开所传的著名导引按摩法，全套功法包括八种摩腹（胸腹）方法和一种上身摇转法，故名"九转法"。该法将导引功法和腹部推拿融为一体，能通和上下，分理阴阳，去旧生新，充实五脏，驱外感之诸邪，消内生之百症，发挥治病延年之效。

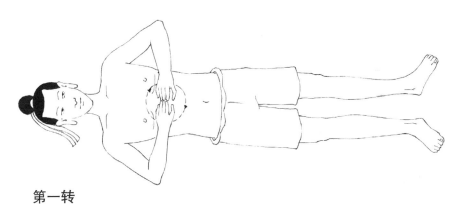

第一转

以两手中三指按心窝（剑突下），由左顺摩圆转21（圈）。

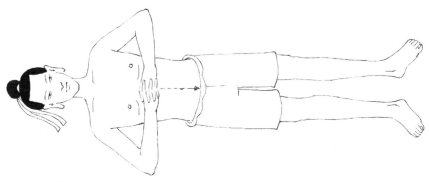

第二转

以两手中三指，由心窝顺摩而下，且摩且走，摩至脐下高骨（耻骨联合）为度。

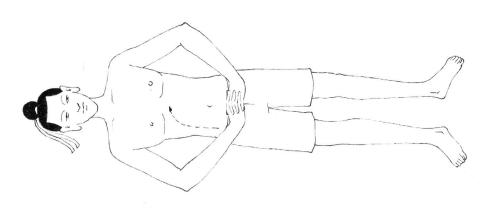

以两手中三指，由高骨处向两边分摩而上，且摩且走，摩至心窝，两手交接为度。

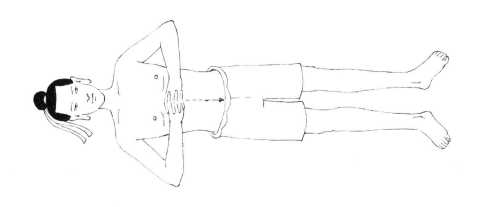

以两手中三指，由心窝向下，直推至高骨21次。

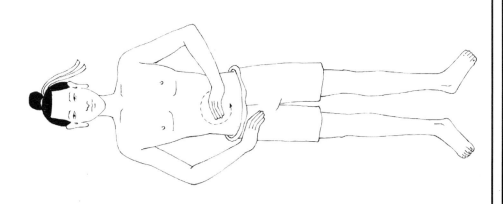

以右手由左绕摩腹部 21 次。

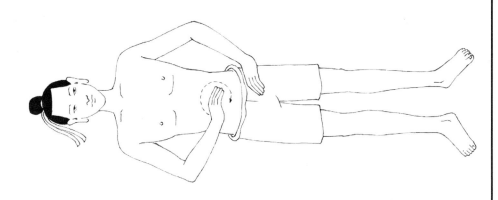

以左手由右绕摩腹部 21 次。

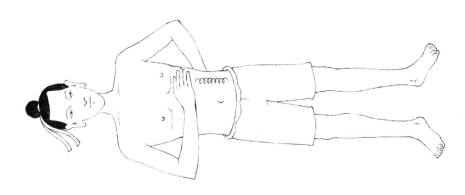

　　以左手将左胁下腰肾处，大指向前，四指托后，轻捏定；用右手中三指，自左乳下直推至腿夹（腹股沟）21次。

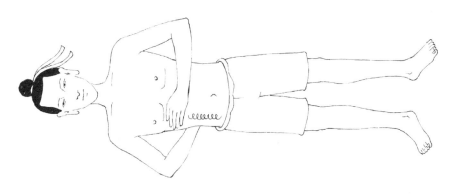

　　用右手将右胁下腰肾处，大拇指向前，四指托后，稍用力捏定；用左手中间三指，从右乳处向下直推至腿夹（腹股沟）21次。

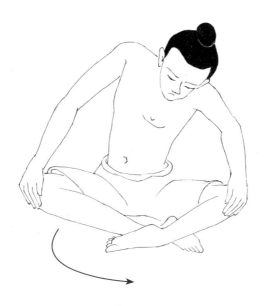

　　盘坐，以两手微握固，分按两膝上。将胸自左转前，由右归后，顺时针摇转 21 次。然后再逆时针摇转 21 次。

五禽戏

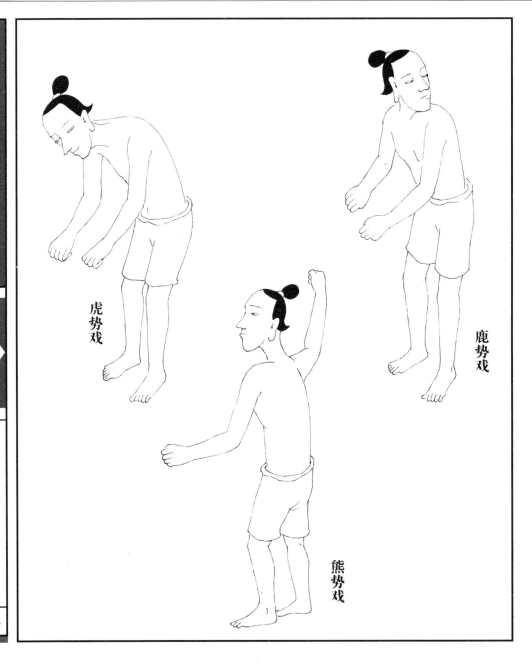

虎势戏

鹿势戏

熊势戏

五禽戏又称"五禽操""五禽气功""百步汗戏"等。据说由东汉医学家华佗创制，是一套防病、治病、延年益寿的锻炼方法。五禽戏是一种"外动内静、动中求静、动静兼备、有刚有柔、刚柔并济、练内练外、内外兼练"的仿生功法。

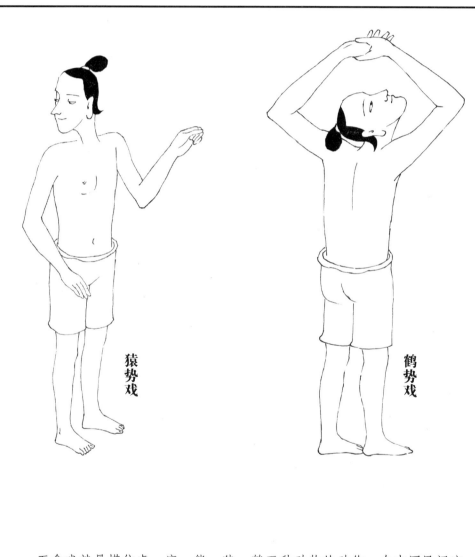

猿势戏

鹤势戏

五禽戏就是模仿虎、鹿、熊、猿、鹤五种动物的动作。在中国民间广为流传，也是流传时间最长的健身方法之一，其健身效果被历代养生家称赞，据传华佗的徒弟吴普因长年练习此法而达到百岁高龄。

虎势戏

　　虎具有阴阳两个属性，走阴属肾，走膀胱属阳，阴阳平衡防疾病。练习虎戏可以强肾，并且能够改善上肢远端关节的血液循环，还可增强腰部肌肉力量。

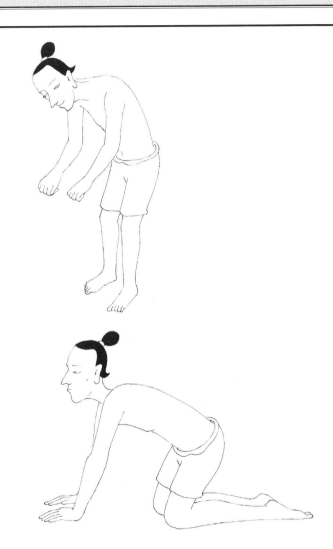

虎戏动作要领

　　自然站式。俯身，两手按地，用力使身躯前耸并配合吸气，当前耸至极后稍停；然后，身躯后缩并呼气，如此3次。继而两手先左后右向前挪移，同时两脚向后退移，以极力拉伸腰身；接着抬头面朝天，再低头向前平视；最后，如虎行走般以四肢前爬7步，后退7步。

鹿势戏

鹿属木，主肝，鹿在视物的时候，目光斜视，作用于肝，能够疏通肝气、调理肺气，对于肝肾虚弱等症状有很好的治疗效果。

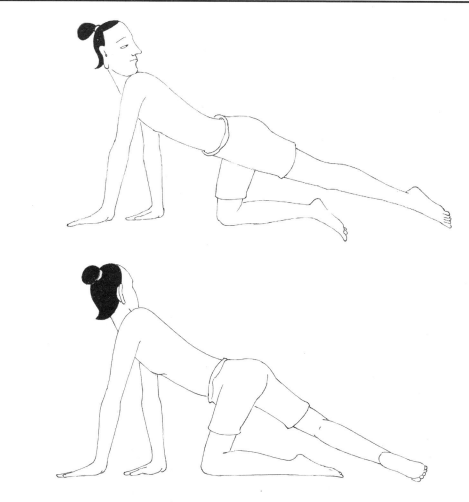

鹿戏动作要领

四肢着地式。吸气，头颈向左转，双目向左侧后视，当左转至极后稍停；呼气，头颈回转，当转至面朝地时再吸气，并继续向右转，一如前法。如此左转3次，右转2次，最后回复如起式。然后，抬左腿向后挺伸，稍停后放下左腿，抬右腿如法挺伸。如此左腿后伸3次，右腿2次。

熊势戏

熊属土，主要对应脾胃，通过摇臂能对胃部疾病起到良好的治疗作用。

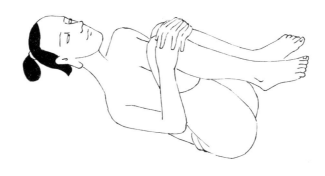

熊戏动作要领

仰卧式。两腿屈膝拱起，两脚离床席，两手抱膝下，头颈用力向上，使肩背离开床席；略停，先以左肩侧滚落床面，当左肩一触及床席立即复头颈用力向上，肩离床席；略停后再以右肩侧滚落，复起。如此左右交替各7次。

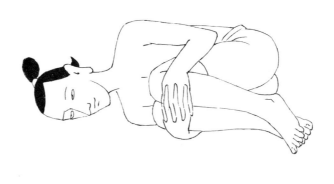

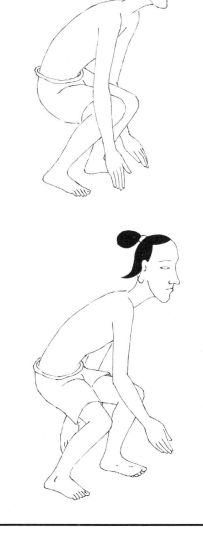
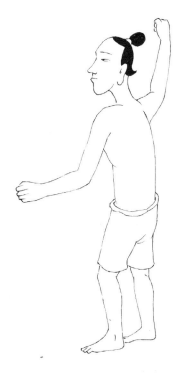

然后起身，两脚着床呈蹲式，两手分按同侧脚旁；接着如熊行走般，抬左脚和右手掌离床；当左脚、右手掌回落后即抬起右脚和左手掌。如此左右交替，身躯亦随之左右摆动，片刻而止。

猿势戏

猿主心火，对应心脏，按照这个动作锻炼对心神起作用，可以按摩心脏，改善脑部供血，还对颈椎疼痛有不错的治疗作用。

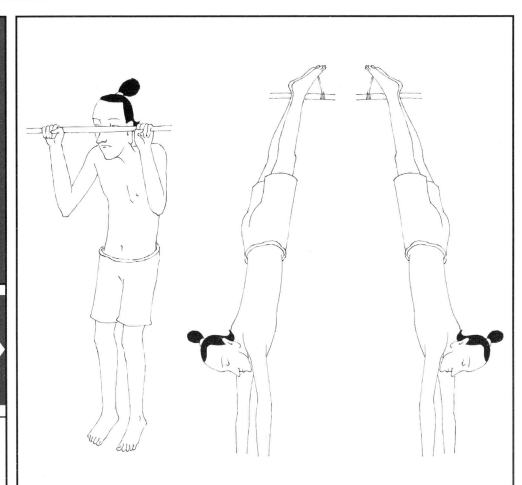

猿戏动作要领

择一牢固横杆（如单杠、门框、树杈等），略高于自身，站立手指可触及高度，如猿攀物般以双手抓握横杆，使两肢悬空，做引体向上7次。接着先以左脚背钩住横杆，放下两手，头身随之向下倒悬；略停后换右脚如法钩杆倒悬。如此左右交替各7次。

鹤势戏

鹤主肺，鹤在展翅高飞时，五脏六腑都随之而动，一起一落之间进行呼吸，帮助增强肺的功能，从而改善慢性支气管炎等肺部疾病。

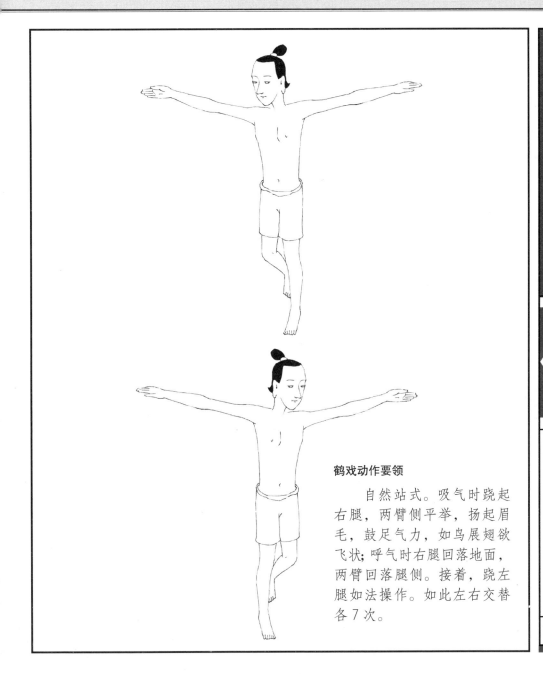

鹤戏动作要领

自然站式。吸气时跷起右腿，两臂侧平举，扬起眉毛，鼓足气力，如鸟展翅欲飞状；呼气时右腿回落地面，两臂回落腿侧。接着，跷左腿如法操作。如此左右交替各 7 次。

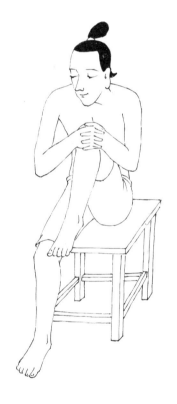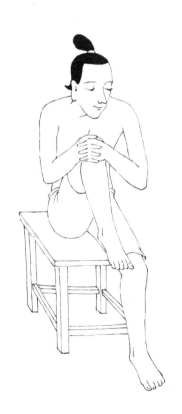

　　坐下。屈左腿，两手抱左膝下，拉腿膝近胸；稍停后两手换抱右膝下如法操作。如此左右交替亦 7 次。最后，两臂如鸟理翅般伸缩各 7 次。

易筋经十二势

易筋经十二势，对纠正体形、恢复关节受限有着巨大的帮助作用，对强直性脊柱炎患者尤其有效。自古以来，流传下来的《易筋经》有很多版本，以下介绍的是经清代潘蔚整理编辑的《易筋经十二势》。

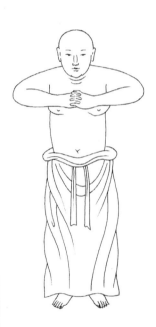

韦驮献杵第一势

环拱手当胸，自然呼吸，挺直两膝盖，两足跟内侧相抵，脚尖外撇，头顶之百会穴与裆下的长强穴要呈一条直线；两掌自然下垂于体侧；眼睛平视，定心凝神；然后双手从两侧分别抬起举过头顶，再停于胸前膻中穴外，立定后约静立一分钟。

韦驮献杵第二势

两掌从胸前向体侧平开，手心朝上，成双臂一字状；同时两足后跟抬起，脚尖着地，两目瞪睛平视；保持心平气和，以这个姿势站立半分钟。

易是变通、改换、脱换的意思，"筋"指筋骨、筋膜，"经"则带有指南、法典之意。《易筋经》就是变通筋骨的方法。

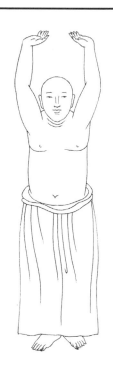

韦驮献杵第三势

两掌分别上抬，至双臂呈 U 字状时，双肘微弯，掌心朝上，尽力上托；同时咬齿，舌抵上腭，让胸中充满气体，以这个姿势静立约半分钟。

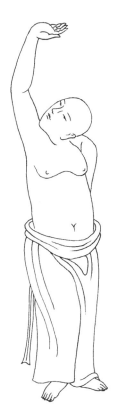

摘星换斗势

两脚后跟落地，全脚掌着地。左掌回收到背后，掌心朝下，用力向下按；同时扭过脖子，眼睛看向右掌，使胸中布满气体，再用鼻子做深呼吸，以这个姿势站立半分钟。再左右手势互换。

此功使神、体、气三者，即人的精神、形体和气息有效地结合起来，经过循序渐进、持之以恒的认真锻炼，从而使五脏六腑、十二经脉、奇经八脉及全身经脉得到充分的调理，进而达到保健强身、防病治病、抵御早衰、延年益寿的目的。

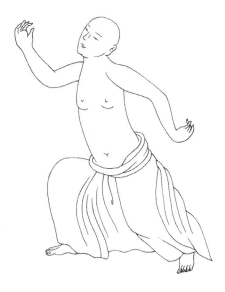

倒拽九牛尾势

右脚跨前一步，呈右弓步，同时右掌从体后向体前变握拳，翻腕上抬，拳心朝上停于面前。左掌顺式变拳，拳心朝上停于体后，两肘皆微屈；力在双膀，目视右拳。式定后约静立半分钟。左式：左右手腿势互换。

出爪亮翅势

左腿蹬地，提左脚落于右脚内侧呈立正姿势；同时双拳回收于腰际，拳心朝上，继而鼻吸气，挺直身，怒目而视，双拳变立掌，向体前推出，掌心朝前，掌根尽力外挺；然后鼻呼气，双掌再变握拳，从原路回收于腰际，拳心向上；再鼻吸气，双拳变五掌前推，如此反复7次；与此同时，将意念一直集中在天庭处。

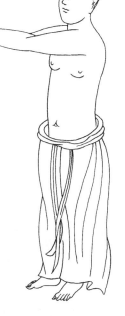

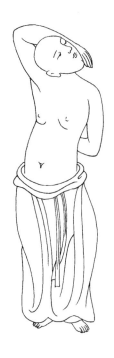

九鬼拔马刀势

　　右拳变掌从腰际外分上抬，至大臂与耳平行时，拔肩并屈肘，弯腰同时向左扭脖子，右掌心朝内停于左面侧前，如抱头状；同时左拳变掌，回背于体后，尽力上抬。式定后约静立半分钟。左式：左右手势互换。

三盘落地势

　　左足外开呈马步，同时左掌下落，右掌从体后往体前上抬，至两掌心朝上于胸前相遇时，就向外分开，双肘微屈，掌心朝下按力于双膝之前外侧。式定后舌抵上腭，瞪眼，注意牙齿，约静蹲至1分钟。然后双腿起立，两掌翻为掌心朝上，向上托抬如有重物；至高与胸平时，再翻为掌心朝下，变马步，再成三盘落地的姿势，做3次。

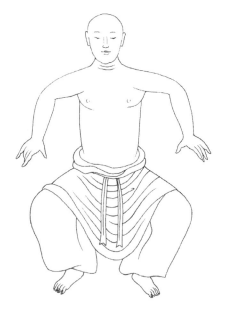

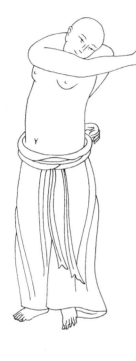

青龙探爪势

两目平视，左足回收于右足内侧，呈立正姿势；用鼻子呼气时，左掌自胸前变拳，顺式回收于腰际，右掌自胸前变爪，五指微屈，肩背发力，向体左伸探。然后左右手势互换。

卧虎扑食势

两目平前视，上势结势为双拳停于腰际。右脚向前迈一大步。左脚跟抬起，脚尖着地，呈右弓步；同时俯身、向上抬脊，并向前弯腰昂头，然后将两臂于体前垂直，两掌十指撑地，意在指尖。式定后约静立半分钟。然后左右腿姿势互换。

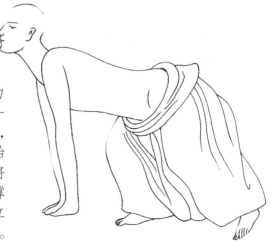

打躬势

右足上前与左足内侧平行，两脚距离约与肩宽；然后变为弓腰，垂脊，挺膝。头部探于胯下，同时两肘用力，两掌心掩住两耳，两掌夹抱后脑，意在双肘尖。姿势静立后随意停留片刻。

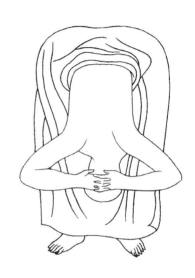

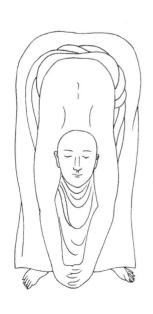

掉尾势

挺直膝盖，脚尖着地，两手下垂微屈，同时两掌相附，使手心压地；同时瞪目看鼻尖，向上抬头，塌腰垂脊，凝神益志，意存丹田。势定后脚跟落地，再抬起，三次后即伸膀挺肘1次；脚跟顿地共21次，伸膀7次；然后起立，呈立正姿势。